AF330122

GUIDE CLINIQUE DES PRATICIENS

Pour les Principales

MALADIES DES VOIES URINAIRES

(Interrogatoire, Exploration, Traitement)

PAR

Emile PILLET

ANCIEN INTERNE DE LA CLINIQUE DE NECKER

Préface de M. le Professeur GUYON

MEMBRE DE L'INSTITUT

Avec 11 planches et 40 figures

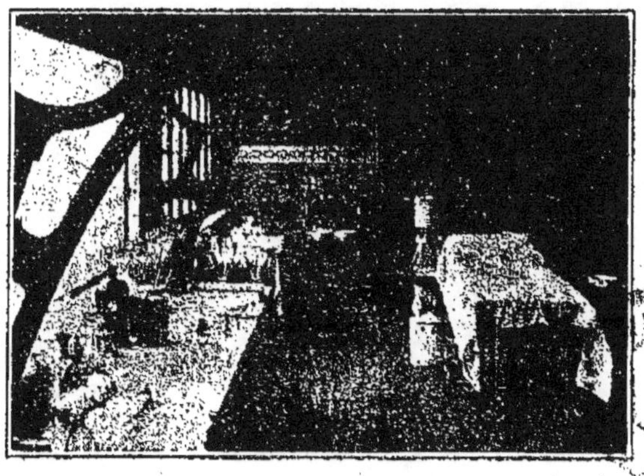

PARIS

A. MALOINE, ÉDITEUR

25-27, RUE DE L'ÉCOLE-DE-MÉDECINE, 25-27

1906

GUIDE CLINIQUE DES PRATICIENS

Pour les Principales

MALADIES DES VOIES URINAIRES

GUIDE CLINIQUE DES PRATICIENS

Pour les Principales

MALADIES DES VOIES URINAIRES

(Interrogatoire, Exploration, Traitement)

PAR

Émile PILLET

ANCIEN INTERNE DE LA CLINIQUE DE NECKER

Préface de M. le Professeur GUYON

MEMBRE DE L'INSTITUT

Avec 11 planches et 40 figures

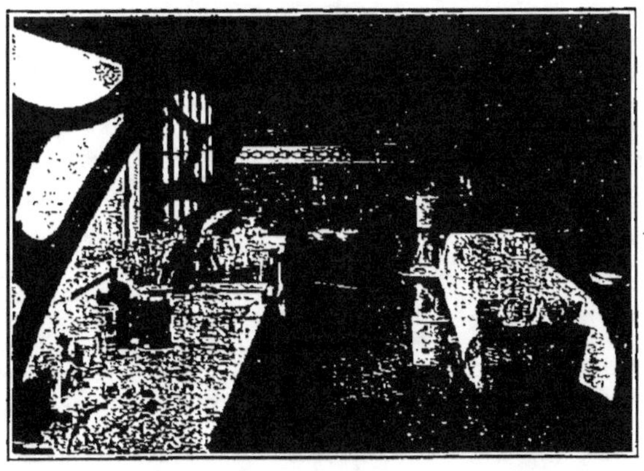

PARIS

A. MALOINE, ÉDITEUR

25-27, RUE DE L'ÉCOLE-DE-MÉDECINE, 25-27

1906

AUX ANCIENS

EXTERNES

ET

STAGIAIRES

DE M^r LE PROFESSEUR GUYON

PRÉFACE

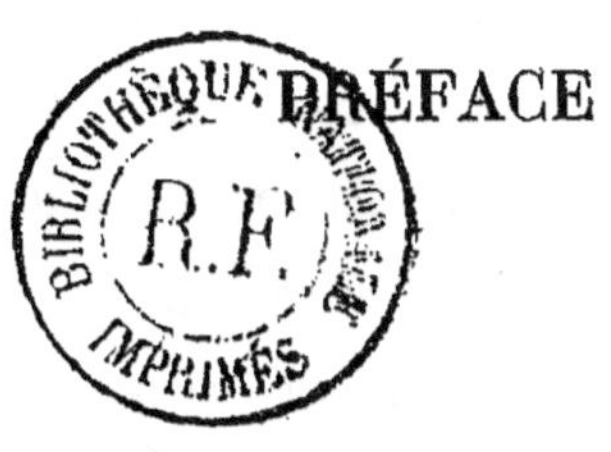

Ainsi que son titre l'indique, l'ouvrage de M. Pillet n'est pas destiné aux spécialistes, mais aux praticiens.

L'auteur met à leur disposition une série de documents cliniques, qui réunissent sous une forme appropriée, l'interrogatoire, l'exploration et les renseignements nécessaires aux indications et à l'application du traitement direct. Il étudie seulement les maladies principales de l'appareil urinaire ; il s'attache à donner les éléments du diagnostic et à fournir tous les renseignements nécessaires au méthodique emploi de l'action locale, appliquée dans les conditions les plus simples.

Son but est de mettre les praticiens à même

de faire immédiatement le nécessaire lorsque les circonstances les y obligent, d'en prendre l'entière responsabilité, quand ils peuvent l'assumer, ou de recourir en toute connaissance de cause aux spécialistes, lorsqu'ils le jugent utile. Fidèle à la conception qui le guide, M. Pillet n'a pas cherché à condenser sous le minimum de volume un maximum de renseignements. Son livre n'est pas un manuel ; il ne résume pas la pathologie et le traitement de chacune des maladies de l'appareil urinaire. De propos délibéré, l'auteur n'a pas voulu tout dire et il a judicieusement choisi.

On n'y trouve pas la description de la cystoscopie, ni celle de la séparation des urines ; le cathétérisme des uretères n'y figure pas davantage. M. Pillet pense avec raison que ces investigations précieuses, qui ont perfectionné si heureusement le diagnostic, réclament la main délicate et le jugement autorisé de ceux qui se sont consacrés à la spécialité. Il agit de même et pour les mêmes motifs à propos des opérations proprement dites. Aucune n'est décrite, mais les indications de chacune sont soigneusement données.

Par contre les explorations usuelles et toute la « petite chirurgie urinaire » sont étudiées avec précision. Les explications préparatoires ne sont pas ménagées ; mais afin d'aider à bien comprendre les descriptions, sans les rendre plus minutieuses qu'il ne convient, des photographies prises sur des malades en cours de traitement aident à bien déterminer les points les plus importants des manœuvres instrumentales usuelles. Et, c'est avec un soin spécial que tout ce qui permet de juger une situation morbide de prévoir les accidents, de s'y opposer ou d'y remédier, est indiqué pour les principaux cas.

Le cathétérisme a été étudié avec l'attention qu'il mérite. Cet agent si essentiel devait trouver dans le *Guide clinique des praticiens pour les principales maladies des voies urinaires,* la place très importante, qu'il ne cessera jamais d'occuper dans leur diagnostic et leur traitement.

Désireux d'être utile à ceux qui supportent

les responsabilités journalières de la pratique,
M. Pillet s'est placé en face de ses réalités.
Il ne pouvait choisir un meilleur terrain.

Félix Guyon.

Après avoir été chargé de la nombreuse consultation de « la Terrasse » à l'Hôpital Necker, nous avons rédigé ces quelques pages. Leurs remarques utiles proviennent de l'enseignement oral ou écrit de notre cher maître M. le professeur Guyon. Il nous a guidé avec sa haute compétence, encouragé par sa constante affabilité. Nous lui gardons le plus respectueux attachement.

Nous remercions chaleureusement MM. les Drs Hallé et surtout Motz, chefs de laboratoire à Necker. Ce dernier nous a fourni les renseignements précis et parfois décisifs du microscope (découverte de cellules cancéreuses, de bacilles de Koch etc.) et indiqué la thérapeutique efficace d'une pratique attentive et prolongée des Urinaires.

Nos beaux clichés sont dus au talent de notre ami M. Contremoulins, chef du service radiographique.

E. P.

MALADIES DES VOIES URINAIRES

CHAPITRE PREMIER

APERÇU ANATOMIQUE DES VOIES URINAIRES

L'urètre, étendu du col de la vessie au méat, sert à l'excrétion de l'urine et du sperme.

Il comprend deux segments :

L'un profond et fixe, contournant le pubis, par une courbure antéro-supérieure ;

L'autre superficiel et mobile.

L'urètre postérieur représente le 1/3 d'une circonférence de 6 centimètres de rayon. La courbure des catheters métalliques sera calquée sur elle, pour qu'il y ait adaptation réciproque des instruments et du canal. Cette courbe n'est pas immuable. Les instruments droits (explorateurs métalliques, lithotriteurs), ont, en effet, réalisé un grand progrès dans la

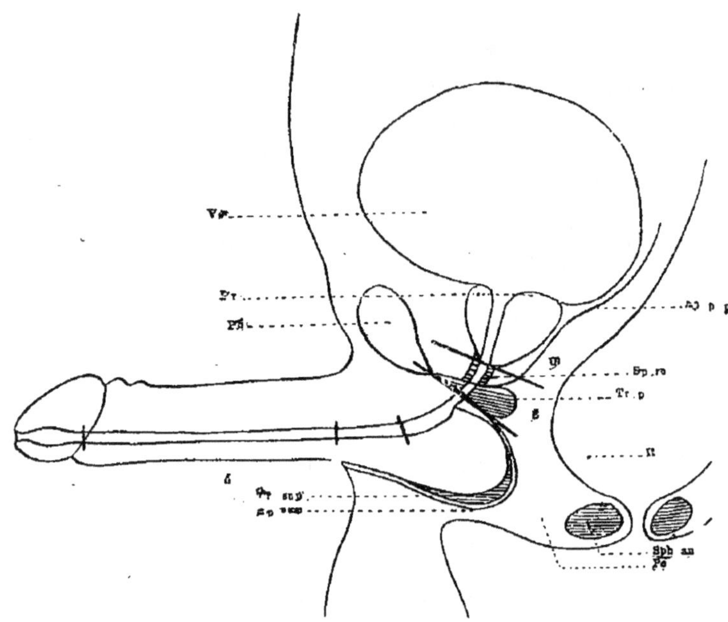

Fig. 1

Urêtre
- A. Spongieux
  - p. naviculaire
  - p. pénienne
  - p. scrotale
  - p. perineo-scrotale
- B. Membraneux
- C. Prostatique

Ap. p. p. Aponévrose prostato-péritonéale
Ap. sup. Aponévrose superficielle.
Pe. Perinée.
Pr. Prostate.
Pu. Pubis.
R. Rectum.
Sp. an Sphincter de l'anus.
Sp. ur Sphincter de l'urètre.
Tr. p. Muscle transverse profond.
Tr. sup. Muscle transverse superficiel.
Ve. Vessie.

chirurgie urinaire. Leur bec doit être recourbé pour permettre leur introduction.

L'urètre a été divisé, pour l'étude de ses rapports et la localisation de ses lésions (rétrécissements, etc.) en 3 portions :

A) *L'urètre spongieux* : traversant la verge, s'étend du méat au collet du bulbe. Il se subdivise en :

a) *Portion ou fosse naviculaire* : creusée dans le gland ;

b) *Portion pénienne* : dans la verge :

c) *Portion scrotale* : limitée par les 2 attaches antérieure et postérieure du scrotum ;

d) *Portion périneo-bulbaire* : étendue de l'insertion postérieure du scrotum au bord inférieur du pubis. Elle loge le cul-de-sac du bulbe. Région pathologique par excellence (fausses routes, rétrécissements).

La totalité de l'urètre spongieux est assez superficielle pour qu'une boule olivaire, introduite dans son intérieur, puisse être palpée jusqu'à son extrême limite, sous le pubis. Elle sera ainsi exactement localisée.

B) *L'urètre membraneux* : étendu du collet du bulbe au sommet de la prostate. Il est entouré de nombreuses fibres musculaires lisses et striées, lui constituant un *sphincter* volontaire dont l'action est beaucoup plus énergique, que celui des fibres éparses autour du col, qualifiées à tort de sphincter de la vessie.

Cette portion est la plus étroite de l'urètre ; une boule olivaire de 7 millimètres de diamètre y pénètre avec un frottement sensible à la main. Les plus gros dilatateurs ne doivent donc pas, à moins d'indications spéciales, dépasser 9 millimètres.

L'urètre membraneux collecte deux glandes du volume d'un pois, comprises dans l'épaisseur du muscle transverse profond. (Glandes de Cowper).

C) *L'urètre prostatique*, foré dans l'épaisseur de la glande, présente dans sa lumière une saillie oblongue : le veru montanum, où débouche l'utricule prostatique et les deux canaux éjaculateurs.

La longueur moyenne de l'urètre est de 16 centimètres, soit 13 centimètres pour l'urètre spongieux, 1 centimètre pour l'urètre membraneux, 2 centimètres pour l'urètre prostatique.

Cette longueur varie essentiellement avec l'âge, la taille des individus et surtout la pathologie de l'urètre (allongement dans l'hypertrophie prostatique). On n'affirmera donc pas qu'une sonde est parvenue dans l'urètre membraneux, parce qu'elle s'est enfoncée de 14 centimètres, mais bien parce qu'un doigt rectal l'y aura découvert. « L'urètre doit être examiné par régions et non par centimètres » M. Guyon.

L'urètre présente 2 dilatations particulièrement importantes :

Le cul-de-sac du bulbe et la fosse prostatique. Les sondes se coiffent ici de la muqueuse et déchirent là le parenchyme. Ce sont les *deux régions dangereuses de l'urètre.*

Au point de vue chirurgical, l'urètre est divisé par le sphyncter membraneux en deux segments : antérieur et postérieur.

La prostate est une glande en forme de châtaigne, enserrant le col de la vessie et dont la sécrétion dilue le sperme.

L'urètre affleure presque sa paroi antérieure ; cette mince couche de tissu prostatique n'est jamais atteinte d'hypertrophie ; aussi, le contact ininterrompu de la paroi supérieure de l'urètre conduit-il sûrement les sondes à la vessie.

De riches plexus veineux intra et surtout periprostatiques, expliquent par des phénomènes de congestion et de décongestion, l'augmentation et la diminution rapide du volume de la glande.

La vessie est le réservoir physiologique des urines, dans l'intervalle des mictions. Devant un obstacle urétral, sa musculature soutient d'abord la lutte en s'hypertrophiant, puis se laisse forcer, distendre en une poche flasque, où stagnent des urines résiduelles.

Les uretères relient le rein à la vessie. En cas de distension, leur méat vésical devient perméable à l'infection ascendante.

Les reins, organes destinés à la sécrétion de l'urine, sont situés au plus profond des hypocondres. *Normal et normalement situé, le rein n'est pas perceptible au palper.*

CHAPITRE II

ASPECT DU MALADE

Dès l'arrivée du malade, un œil exercé peut découvrir des symptômes importants :

Y a-t-il du talonnement à la démarche ? de l'inégalité pupillaire ? C'est un tabétique.

Les facies : jaunâtre et pâle du cancéreux intoxiqué et saignant, inquiet du neurasthénique, angoissé du retentioniste qui porte avec des plaintes les mains à l'hypogastre, font soupçonner leurs causes.

L'âge permet d'assez justes présomptions, une première blennorrhagie à 18 ans conduit au rétrécissement à 25. Jeunes aussi, sont les tuberculeux. Des signes de prostatisme à 45 ans, appartiennent à un « faux urinaire », tabétique. Le cancer est rare avant 45 à 50 ans. Vers 55 ans, s'observent les prostatiques. Quant aux calculeux, ce sont des sujets d'âge moyen (calculs uriques) ou plus souvent des vieillards (calculs phosphatiques).

INTERROGATOIRE

On ne peut éviter, sans mécontenter le malade, d'écouter « son histoire ». Parmi les détails pathogéniques fantaisistes, on dépistera vite le fait clinique important. Une série de questions précises lui sera posée, ne réclamant d'ailleurs qu'une observation grossière :

Combien de fois urine-t-il pendant la journée ?

A-t-il pissé du sang ?

Remplit-il son vase la nuit ? (polyurie), et en combien de fois ?

Et non pas, a-t-il des urines troubles ? car, il n'en peut juger.

Prenons, par exemple, un rétréci : sa première blennorrhagie remonte à 6 ou 7 ans, suivie de goutte, elle a récidivé 2 fois. Il se plaint maintenant d'être obligé de pousser pour uriner ; sinon, son jet très diminué tombe presque verticalement sur ses bottines.

Un malade jeune, vierge de blennorrhagie, peut aussi avoir pissé du sang et maigri, soupçons de tuberculose.

Plus âgé, n'a-t-il pas rendu du sable rouge, adhérent au fond de son vase, ou de véritables graviers, accompagnés de violentes douleurs dans les reins. Ou bien, la marche provoque-t-elle des hématuries et des douleurs à l'hypogastre : calculeux rénal ou vésical.

Les hématuries abondantes et spontanées, accompagnées de cachexie, chez un homme d'âge mûr, font penser à un cancer.

La fréquence et le retard nocturne des mictions appartiennent aux prostatiques. En ce cas, se sont-ils déjà sondés ? facteur important d'infection.

L'hématurie est, dans l'interrogatoire, un signe de valeur ; on peut croire le malade qui l'affirme, d'autant qu'elle le frappe vivement et le conduit vite à consulter.

La douleur varie, au contraire, avec la nervosité individuelle.

Etendons l'interrogatoire à l'état général ; s'il y a lieu de suspecter *la tuberculose*, on interrogera *les antécédents :* Personnels : né à la campagne et nouveau venu à Paris ; otorrhée

1.

chronique pendant l'enfance, bronchites hiver-
nales à répétition ; collatéraux : frères ou sœurs,
morts de méningite tuberculeuse ; héréditaires :
père ou mère morts de tuberculose pulmonaire.

La syphilis ne sera jamais oubliée et après
l'aveu d'un chancre, on demandera le diagnostic porté par le médecin d'alors. Etait-il
mou ou dur ? Est-il apparu quelques jours ou
quelques semaines après le coït infectant ? Le
bubon du chancre induré, suppure exceptionnellement contrairement au second (on peut
donc chercher une cicatrice dans l'aine). Le
chancre induré est suivi d'accidents secondaires : roséole, céphalée nocturne, plaques
muqueuses. On comprend l'importance de ces
investigations, la syphilis existant presque constamment dans les antécédents du tabes.

MICTION PRÉALABLE

On fera uriner le malade dans un verre, tran-
quillement, sans le regarder et en affectant de
n'y plus penser pendant quelques instants, sinon
les malades émotifs n'émettent plus une goutte

d'urine, ou du moins, vident imcomplètement leur vessie et il est impossible de connaître exactement leur résidu. *Le malade ne doit plus avoir, au moment de l'examen, aucun besoin.*

ATTITUDE D'EXAMEN

Le malade doit quitter veste et gilet ; son pantalon sera baissé jusqu'aux pieds ou enlevé ; car il gêne pour l'examen dans le décubitus latéral. Il sera couché sur un lit dur et assez élevé ; sa chemise roulée sur elle-même jusqu'aux aiselles, afin de ne pas retomber à tout instant.. Les jambes seront légèrement fléchies et les talons rapprochés. Les mains, éloignées des régions aseptisées, en les croisant sous la tête.

On rassurera enfin le malade, en l'informant qu'il n'aura pas à souffrir.

INSPECTIONS DES RÉGIONS DÉCOUVERTES

Un prépuce long et froncé en avant du gland peut indiquer, un phimosis. Le prépuce rabattu, on examine la surface du gland, son sillon balano-préputial, sur lesquels peuvent exister un chancre ou sa cicatrice.

L'examen du meat révèle son atrésie, son abouchement sur la partie supérieure (Epispade) ou inférieure (Hypospade) du gland. En ce cas, ses lèvres entr'ouvertes permettront, parfois, d'apercecevoir et de sonder au stylet un ou plusieurs diverticules para-urétraux.

Une tumeur ou une fistule des bourses, seront d'importantes découvertes.

Il en est de même du globe vésical, saillant à jour frisant à l'hypogastre et témoignant d'une énorme distension.

Pl. I.

Exploration de l'urètre à la boule ovaire. Deux doigts
périnéaux vérifient sa position par le palper.

CHAPITRE III

EXPLORATION

PREMIER TEMPS : EXPLORATION DE L'URÈTRE

Saisir le gland de la main gauche, en maintenant son prépuce décalloté entre le quatrième et le cinquième doigt, pendant que le pouce et l'index entrebaillent le meat. Celui-ci est énergiquement nettoyé et arrosé avec un tampon imbibé d'eau boriquée ou mieux d'oxycyanure au 1/100.

Lorsque l'exploration de l'urètre infecté fait craindre l'inoculation de la vessie, un lavage préalable est pratique avec la seringue de Guyon, montée d'une olive en verre.

L'urètre s'explore à *la boule olivaire* ; il en existe deux variétés, olivaire ou conique. En surmontant un obstacle, la première renseigne à l'aller et au retour ; la seconde, en buttant de son talon, c'est-à-dire seulement au retour.

Une boule n° 20 ou 21, représente, pour le

canal, un calibre suffisant. Après avoir franchi le meat, point parfois le plus serré, elle chemine librement dans l'urètre antérieur. Une résistance légère, accompagnée d'un peu de douleur, annonce son engagement dans le sphincter ; elle continue, à frottement, la traversée de l'urètre membraneux et prostatique. Une brusque sensation de liberté complète annonce son entrée dans la vessie.

La tige de l'explorateur est poussée par le pouce et l'index gauche, qui analysent leurs sensations, pendant que les doigts de l'autre main palpent la boule à travers le scrotum, le périnée et le rectum, en vérifiant successsivement sa position : *véritable toucher intra-urétral, combiné au palper.*

Palper sur bougie : un Beniqué étant introduit dans l'urètre on palpe, sur son axe fixe, les nodosités ou indurations péri-urétrales. Cette exploration est particulièrement fertile en renseignements, en cas d'urétrite tuberculeuse ou chronique.

L'urétroscopie nécessite, il est vrai, une installation spéciale ; mais rend des services, en permettant l'inspection et la cautérisation directe de la paroi urétrale.

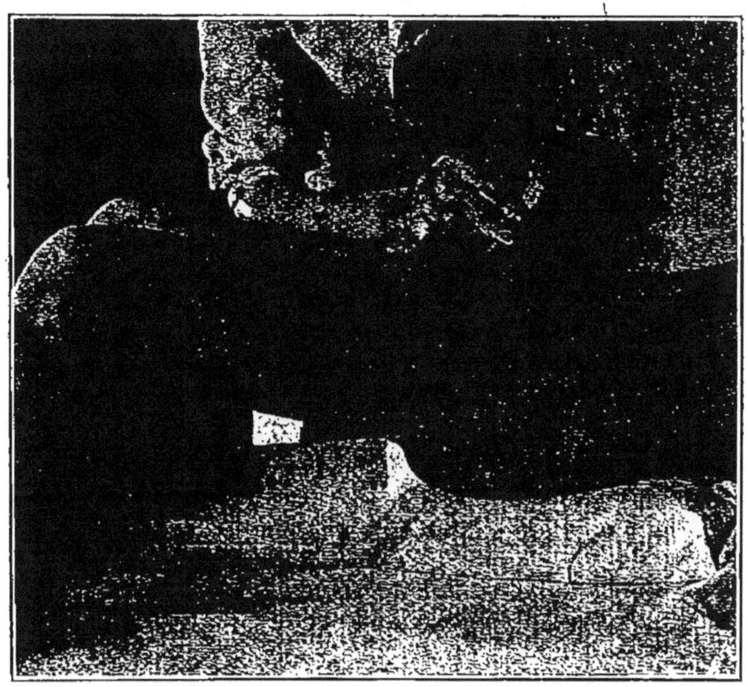

Palper de l'urètre sur Beniqué. La main gauche tend la verge,
la droite cherche les indurations d'une péri-urétrite ancienne.

DEUXIÈME TEMPS : EXPLORATION
DE LA VESSIE

Cette première exploration ayant renseigné sur la présence ou l'absence de difficultés dans la traversée urétrale, la boule olivaire est remplacée par une sonde de même numéro. Celle-ci pénétrant lentement dans la vessie, doit être repérée dès que s'écoulent les premières gouttes afin « d'être au point » de ne pas dépasser le niveau inférieur de l'urine et de drainer complètement la vessie.

Le malade ayant uriné, avant l'examen, ne doit plus émettre d'urines à l'entrée de la sonde, sinon il y a résidu.

Le résidu est la quantité d'urines stagnantes inconsciamment dans la vessie, après la miction. Il révèle la présence d'un bas-fond, dû : soit à une insuffisance du muscle vésical (tabes, cystite tuberculeuse ou chronique, neurasthénie), soit à un obstacle urétral (rétrécissement, hypertrophie ou cancer de la prostate).

Si l'écoulement se produit, même faible, le doigt bouchera immédiatement le pavillon, pour permettre de le recueillir dans un verre gradué.

Un jet sans force, faisant croire à un résidu minime, coule parfois longuement et atteint dans

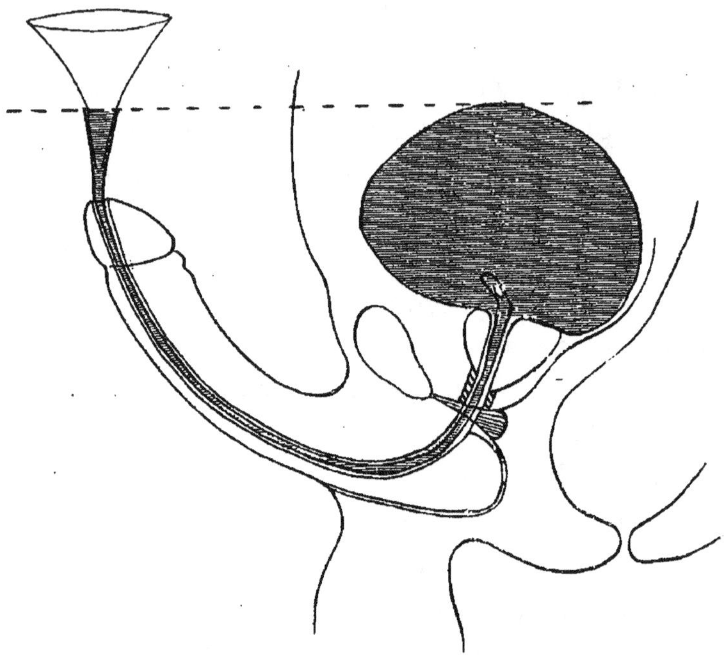

Fig. 2. — Prise de capacité de la vessie.

une vessie flasque (prostatique) une quantité in-
soupçonnée.

Un résidu devient notable à partir de 15 à 20
grammes. On le voit atteindre 100, 150 grammes et plus encore. Le résidu étant abondant,
on examinera si les dernières gouttes, tombant

dans le verre, ne sont pas louches. Sa quantité sera notée et surtout sa qualité (clair ou purulent).

Retenir en passant que les dernières gouttes mélangées d'air sont projetées brusquement au dehors ; on peut être sûr alors, que la vessie a expurgé tout son contenu. La pression sur l'hypogastre confirme l'évacuation complète. Un doigt obture le pavillon de la sonde, qui est retirée de l'urètre, on lâche alors les dernières gouttes contenues dans son intérieur, parfois composées de pus ou de sang presque purs.

Prendre *la capacité vésicale*, c'est apprécier la quantité de liquide qu'il faut injecter dans la vessie, pour la remplir et provoquer le besoin d'uriner.

Elle doit être prise avec précaution afin d'être exacte et de ne pas réveiller, à faux, la contraction vésicale. L'eau boriquée doit être tiède, l'injection lente. Voici comment on devra procéder : la sonde étant dans la vessie, on relève son extrémité inférieure de manière à la tenir verticale et l'on injecte goutte à goutte du liquide, qui disparaît au fur et à mesure, jusqu'au moment où la sonde débordant, le malade ressent le besoin d'uriner. Le coup de piston, si léger soit-il, risque d'éveiller trop tôt la vessie ; aussi, est-il plus sûr d'adapter au pavillon un petit entonnoir de verre que l'on remplit à mesure que disparaît le liquide, jusqu'au moment où son niveau apparaît dans l'entonnoir, montant et descendant avec les mouvements respiratoires. On renverse alors la sonde dans un verre gradué et la capacité est exactement connue. C'est le procédé de choix, en particulier chez les femmes nerveuses.

On peut avoir la surprise de constater que la quantité de liquide injecté est moindre que celle du résidu. C'est que le liquide trop froid, trop chaud, ou poussé d'un coup de piston vigoureux, a réveillé trop tôt la contraction vésicale.

300 grammes représentent la capacité moyenne d'une vessie saine. Cette capacité vésicale est diminuée dans les cystites où l'inflammation pariétale provoque une rapide contraction, qui la fait tomber à 80, 60 grammes, devenir presque nulle. Inversement, elle est très augmentée chez les neurasthéniques et les tabétiques, où grâce à l'insensibilité médullaire, 500 grammes et plus peuvent être injectés à la seringue, menaçant de rompre la vessie, sans l'éveiller.

Pendant que la vessie s'évacue, on étudie sa *tonicité musculaire*. Le pavillon étant maintenu en position élevée, le jet est-il projeté en une trajectoire horizontale et longue? la musculature est énergique ; abaissé, tombe-t-il verticalement par la pesanteur ? elle est nulle.

L'adaptation de la sonde à un manomètre apprécie mathématiquement cette tonicité. Son étude est intéressante chez les neurasthéniques.

Il est encore un procédé de choix : c'est *l'exploration au cathéter métallique*. Elle est indiquée dans deux cas :

1º Recherche d'un calcul ;

2° Appréciation du relief intra-vésical d'une hypertrophie prostatique. (Voir ces deux chapitres.)

La cystoscopie, si elle permet l'éclairage et l'inspection directe de la vessie, nécessite une installation électrique. Le cystoscope, avec sa tige terminée par une courte béquille, n'est pas toujours facile à introduire, sans fausses routes ; des brûlures sont possibles, enfin toute une éducation spéciale est nécessaire pour savoir s'orienter dans la vessie, découvrir et examiner une tumeur, connaître son volume et son siège réel, les images étant grossies et renversées.

La cystoscopie n'en est pas moins précieuse dans les tumeurs, les petits calculs, les corps étrangers, les cystites chroniques ou tuberculeuses, où elle montre la localisation des ulcérations et l'état du méat urétéral.

TROISIÈME TEMPS : EXPLORATION DE L'URETÈRE

La palpation recherche sur son trajet, c'est-à-dire, sur une verticale passant par l'épine du publis, une série de points douloureux variables avec l'arrêt d'un calcul.

Son extrémité inférieure est mieux explorée par le toucher vaginal sur la femme debout, que par le toucher rectal chez l'homme.

La cystoscopie inspecte le méat urétéral.

QUATRIÈME TEMPS : EXPLORATION DES REINS

Le rein peut être cherché et examiné dans les décubitus dorsal ou latéral.

Le chirurgien se place du côté malade.

Dans le décubitus dorsal, pour le rein droit,

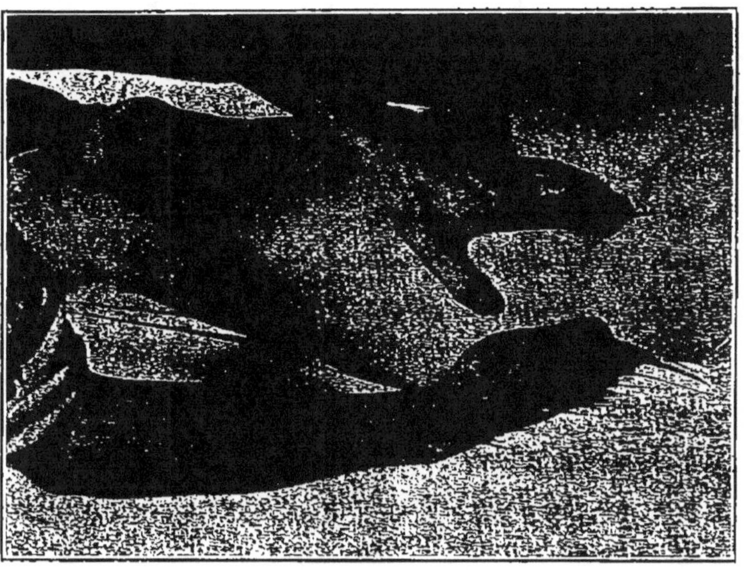

Palper du rein, dans le décubitus dorsal. La résolution musculaire doit être complète. Les membres inférieurs ne sont pas fléchis ce qui provoque la contraction des muscles de l'abdomen ; mais étendus, et au repos. La main antérieure progresse à chaque expiration. « Palper en mesure ».

(le plus souvent atteint), il glisse sa main gauche en arrière de l'hypocondre droit et pose sa droite en avant et au-dessous du rebord costal. On recommande au malade de se laisser aller, sans contracter ses muscles abdominaux, on occupe, au besoin, son attention, en le faisant respirer profondément et lentement, en insistant sur l'expiration : « Chassez l'air ».

La main gauche active, déprimant à petits coups secs la paroi postérieure, soulève et projette contre la paroi antérieure le rein, que reconnaissent alors les doigts de la main antérieure. C'est le *ballottement rénal*.

Le seul fait donc qu'on sent son pôle inférieur annonce qu'il est descendu et sans doute un peu gros, surtout chez l'homme. Lorsque le rein est volumineux, pendant que la main postérieure immobile, le soulève, la main antérieure suit tout son pourtour : elle découvre son pôle inférieur débordant l'horizontale passant par l'ombilic, son bord interne atteignant la ligne médiane, son bord externe prenant contact avec la concavité du flanc. Profondément enfoncée au-dessous des côtes, elle passe enfin au-dessus de son pôle supérieur.

Le rein étant saisi entre les deux mains, on peut avec quelque habitude, apprécier son excès d'épaisseur.

L'examen *dans le décubitus latéral*, après avoir glissé une alèze roulée, sous le flanc opposé, afin d'ouvrir l'angle costo-vertébro-iliaque est généralement moins utile. Tel rein, incomplètement dégagé jusque-là, pivote autour de son hile et devient parfois plus accessible.

Le rein opposé sera recherché à son tour.

DERNIER TEMPS : EXAMEN GÉNITAL

La vessie vide, on explore par le toucher rectal *la prostate*.

Le doigt ganté et enduit de savon franchit la résistance du sphincter anal, apprécie au passage la consistance du périnée, puis atteint le sommet de la prostate. Celle-ci est facilement reconnue avec sa forme et sa consistance. La pulpe du doigt dessine son contour, apprécie la dureté de ses deux lobes, atteint sa base et

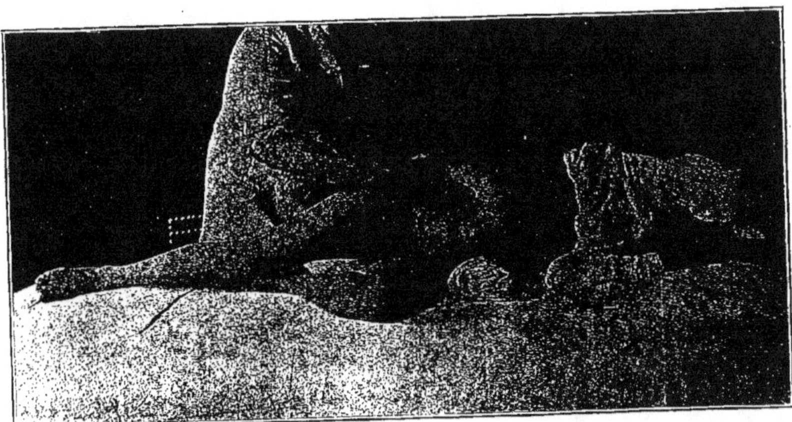

Palper du rein dans le décubitus latéral: La cuisse est fléchie à angle droit ; la tête est soutenue par la main ; grâce à ces deux points d'appui fixes, le tronc est immobilisé ; les contractions des muscles de l'abdomen sont évitées.

de chaque côté découvre les deux vésicules séminales.

Au-dessus et sur la ligne médiane se trouve situé le bas-fond vésical, dont le doigt apprécie la minceur et la souplesse.

On palpera ensuite les deux testicules, qui sont normalement d'une consistance uniforme, les deux épididymes, de la queue à la tête ; les canaux déférents et les veines du cordon. On constatera, par pincement, l'intégrité de la vaginale.

On terminera par un examen rapide de *l'état général*. Rien de ce malade ne doit rester inexploré.

Les membres supérieurs et inférieurs, les appareils contenus dans le tronc et en particulier l'appareil respiratoire, la tête et les organes des sens, seront tour à tour passés en revue.

On conçoit en cas de pyurie suspecte, toute la valeur d'une découverte telle qu'un spina ventosa, une cicatrice d'adénite cervicale, une tumeur blanche ou un mal de Pott, attestation de l'entité tuberculeuse, dont ce malade est la proie.

CHAPITRE IV

ASPECT DES URINES

Le malade n'ayant pas pissé, si possible, avant de consulter, on le fera uriner dans un verre. Les verres coniques, dits à expérience, sont commodes, car le dépôt s'accumule en hauteur dans leur fond.

Certains malades apportent dans leur poche une petite bouteille d'urines ; d'autres collectionnent à domicile les urines des divers moments de la journée. Souvent troublées par le repos et le refroidissement et plus ou moins fermentées, elles sont inutiles ; à moins d'apparaître franchement hématuriques.

On les examinera par transparence devant une fenêtre et l'on découvrira d'emblée un caractère de haute importance : elles sont *claires ou troubles*.

Claires, c'est que le malade n'est pas infecté.

Troubles, on remuera le dépôt, non en secouant le verre, mais avec un agilateur. Ainsi se soulèvent et tournoient au milieu d'urines limpides, des « filaments » minces, blanchâtres, longs de un à deux centimètres, qui affirment (parfois contre l'assertion du malade) une urétrite gonococcique ancienne.

Pus. — Au premier degré de l'infection, les urines présentent un trouble uniforme et léger, qui les fait qualifier de « louches ». Un type nous est fourni par ces urines abondantes, nuageuses et pâles, dont la pauvreté en chromogène indique l'insuffisance de matériaux d'élimination : « polyurie trouble », « urines rénales. »

Les urines troubles peuvent aussi contenir un dépôt franchement purulent. Puisqu'il s'agit d'un infecté, on lui demandera quand et combien de fois il a été sondé.

Une cystite ne fournit qu'une quantité minime de pus ; tandis qu'un bassinet infecté déverse de véritables décharges purulentes, hautes *de deux travers de doigts* au fond du vase.

Sang. — Quand l'hématurie est très discrète, on peut hésiter pour savoir s'il y a bien du sang ou s'il ne s'agit que d'urines fiévreuses, un examen microscopique tranchera immédiatement la question en décelant des hématies.

On insistera rigoureusement pour savoir si ce sont les premières, les dernières gouttes ou toute la miction qui est colorée ; le renseignement est capital. Si le malade est en période hématurique, on vérifiera le fait par *l'épreuve des trois verres de M. Guyon.*

Le premier verre contiendra le début de la miction. Le deuxième le milieu et le troisième la fin :

Initial, le sang vient *de l'urètre ou de la prostate* ;

Terminal, il vient *de la vessie* ;

Total, il vient *du rein.*

Cette règle n'est cependant pas absolue, car une hématurie rénale peut sembler terminale ; une hématurie vésicale, totale. Nous reparlerons de ces exceptions.

La seule présence du sang est un renseignement important.

S'il y a des caillots, c'est que l'hémorrhagie est abondante.

Ces caillots sont-ils gros et courts, compa-
rables à de petites sangsues gorgées de sang ?
Ils sont d'origine vésicale. Très longs (15, 20
centimètres) et minces, moules uréteraux
malheureusement rares, ils indiquent une hémorrhagie rénale profuse, probablement d'o-
rigine cancéreuse.

CHAPITRE V

ANALYSE CHIMIQUE DES URINES (1)

Récolte et conservation des urines : Recüeillir les urines de 24 heures, du matin au matin. Autant que possible, uriner directement dans un bocal renfermant 8 à 10 gouttes d'une solution alcoolique au cinquième d'essence de moutarde. Celle-ci permet un examen chimique et histo-bactériologique tardif.

Aspect : L'urine est trouble à l'émission.

L'urine claire à l'émission se trouble postérieurement.

Ce trouble peut être dû : à du pus ou à un sédiment inorganisé.

(1) D'après le Dr Debains, chef du Laboratoire de Chimie à Necker.

Urine hypoacide ou alcaline : Sédiment phosphatique disparaissant par addition d'acide chlorhydrique.

Urine acide ou hyperacide : Sédiment uratique se dissolvant généralement par la chaleur.

Contrôler la nature du sédiment par un examen microscopique.

Couleur : du jaune citrin au jaune ambré.

Couleurs anormales les plus fréquemment observées :

Rosé ou rouge foncé : Sang, hémoglobinurie.

Jaune brun foncé : Urobiline, pigments biliaires.

Jaune très pâle : Néphrite, diabète avec polyurie.

Jaune foncé orangé : Coloration accidentelle (rhubarbe, santonine, etc.)

Odeur : *sui generis* normale, fétide, (infections), ammoniacale.

Odeurs accidentelles : Asperge (sulfures), térébenthine (violette).

Réaction : La réaction acide normale est due aux phosphates mono-métalliques (phosphate de soude, de chaux, etc...)

Si l'urine est hypoacide, il peut se précipiter des phosphates alcalino-terreux insolubles.

Dans les urines hyperacdies, il se forme fréquemment des sédiments uratiques avec ou sans oxalate de chaux.

Quantité : Homme 1200 à 1500 gr.
Femme 1000 à 1300 gr.
Enfants : Quantité variant avec l'âge.
Densité : 1018 à 1022.
Point de congélation exprimé en centièmes de degrés centigrades de — 0°,130 à — 0°,220.

ÉLÉMENTS ANORMAUX

Albumine : L'urine filtrée, acide, additionnée de 1 goutte d'acide acétique pour 10^{cc}, chauffée dans un tube à essai, donne un nuage ne disparaissant pas par l'addition de quelques gouttes d'acide acétique.

Cette réaction très sensible est spécifique de l'albumine. Elle permet d'éviter quelques erreurs dues à l'emploi de l'acide azotique comme réactif.

Lorsque les urines renferment une très faible quantité de chlorures (régime déchloruré ou lacté), la précipitation de l'albumine par la chaleur peut ne pas se produire. Il faut alors, avant de faire la réaction, additionner l'urine de $\frac{1}{100}$ de chlorure de sodium.

Lorsque l'urine est peu acide, il peut se former à chaud un précipité nuageux ou opaque dû à la précipitation du phosphate de chaux. Le précipité se dissous instentanément par addition d'acide acétique.

Le tube d'Esbach rendra des services pour le dosage clinique de l'albumine.

Si l'urine renferme du sang ; attendre que l'hématurie diminue et rechercher si l'albumine se présente en quantité notable.

Si l'urine renferme du sang ou du pus, rechercher attentivement les cylindres.

Les urines purulentes et ammoniacales contiennent une très notables quantité de substance albuminoïde, estimée comme albumine par les procédés ordinaires de dosage et provenant de la destruction des leucocytes par l'ammoniaque.

Un malade porteur d'un gros calcul vésical peut ainsi présenter jusqu'à 7 grammes d'albumine par litre ; si l'élimination et la perméabilité rénale sont bonnes et qu'il n'y ait pas de cylindres, on peut opérer sans crainte ; cette albumine disparaîtra après la lithotricie. Elle semble provenir, d'une transsudation vésicale provoquée par l'action traumatisante du calcul.

Sucre (glucose) : Les urines sucrées, chauffées à ébullition après addition de lessive de soude, prennent une teinte allant du jaune orangé au brun noir, suivant la proportion de sucre.

Si on chauffe à ébullition 4 à 5 centimètres cubes de liqueur de Fehling, l'addition successive de quelques gouttes à plusieurs centimètres cubes d'urine, donne une réaction accompagnée de précipitation d'oxyde cuivreux.

La couleur varie du jaune au rouge brique, virant au noir selon l'abondance du glucose. Lorsque le glucose n'existe qu'en faible proportion (au-dessous de 3 à 4 grammes par litre), il est utile de le rechercher après défécation de l'urine par l'acétate de plomb. Les substances qui troublent la réaction sont éliminées et celle-ci prend toute sa netteté.

Autres éléments anormaux: Les autres éléments anormaux : pigments biliaires, urobiline, hémoglobine, acétone, phénols, indican, doivent être recherchés et caractérisés au laboratoire.

ÉLÉMENTS NORMAUX PRINCIPAUX

Urée; Élimination moyenne, variant avec le poids corporel pour une alimentation normale.

Homme : 23 à 30 grammes, en 24 heures
Femme : 20 à 30 — —

A l'hôpital, le repos et le régime alimentaire abaissent le taux normal de l'urée.

Acide urique : Le rapport de l'acide urique à l'urée est en moyenne de $\frac{1}{45}$ à l'état normal.

Il faut étudier non seulement l'élimination de l'acide urique, mais aussi la facilité avec laquelle il se dépose sous forme de cristaux d'acide libre ou d'urates acides. La formation de ces sédiments est en rapport avec l'acidité.

Chlorures. L'élimination des chlorures est importante à étudier. Elle varie notamment avec l'alimentation et il faut en tenir compte ; mais, lorsqu'avec une alimentation normale il y a élimination exagérée de chlorures, il faut surveiller la perméabilité rénale ou la déminéralisation.

Phosphates. L'acide phosphorique des phosphates est très sensiblement égale au $\frac{1}{10}$ de l'urine. Ce rapport est très constant. Les phosphates existent dans l'urine sous deux formes :

Les phosphates mono-métalliques ;

Les phosphates bi-métalliques.

Les phosphates alcalino-terreux se déposent à l'état cristallin ou pulvérulent dans les urines hypoacides.

Dans les urines ammoniacales il se forme du phosphate ammoniaco-magnésien.

Acidité. L'acidité est généralement exprimée en centimètres cubes de soude normale par litre.

Le dosage clinique se fait par saturation avec la phtaléine du phénol, comme indicateur.

Le taux de l'acidité doit être comparé à celui de l'acide phosphorique. C'est le rapport de l'acidité à l'acide phosphorique qui est la véritable mesure quantitative et qualitative de l'acidité.

Rapports urologiques. On doit étudier l'élimination des éléments physiologiques par 24 heures; et, déterminer les rapports des éléments entre eux, ce sont les rapports urologiques.

Perméabilité rénale. L'étude de la perméabilité rénale comprend la détermination de l'élimination physiologique et celle de l'élimination de certaines substances introduites par voie hypodermique; bleu de méthylène.

La valeur physiologique d'un rein malade doit être établie par les résultats concordants des différentes méthodes : analyse chimique et cryoscopique, élimination provoquée.

CHAPITRE VI

ANALYSE HISTO-BACTÉRIOLOGIQUE (1)

Examiner des urines fraîches (de 8 ou 10 heures au plus).

La réaction doit être acide; si les urines sont fermentées, même dans la vessie, impossible d'y pratiquer des recherches histologiques complètes; en ce cas soigner la vessie ou l'état général.

Centrifuger : si le dépôt est insuffisant, verser quelques gouttes sur une lamelle et évaporer à basse température.

Les urines peuvent être, dès l'émission, troublées par :

(1) D'après le Dr Motz. Chef du Laboratoire d'Histo-Bactériologie, à Necker.

1° Des sels : clarification en faisant tiédir ou en ajoutant quelques gouttes d'acide acétique.

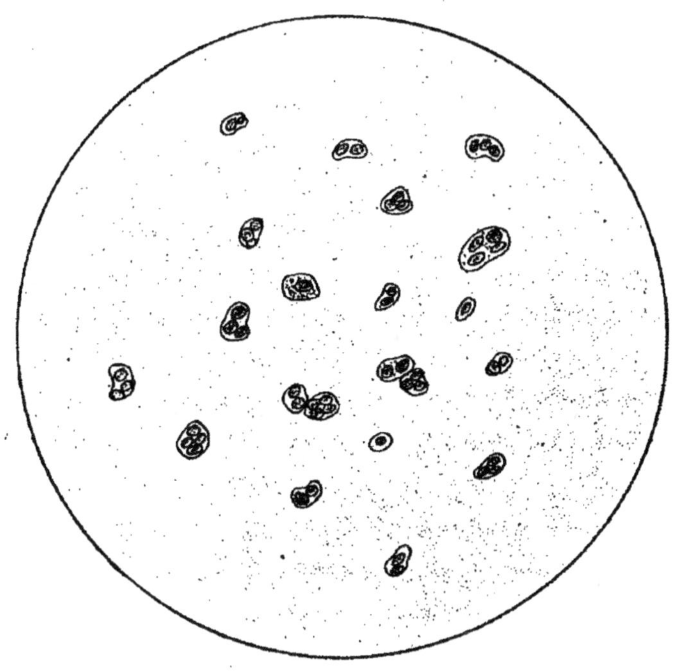

Fig. 3. Leucocytes

2° de nombreux microbes : d'origine intra ou extra-urinaire (Prostatite ancienne, constipation, salpingite).

3.

3° Des cellules de l'épithélium vulvo-vaginal (vaginite, grossesse.)

4° Des gouttelettes graisseuses (chylurie) à différencier de la pyurie (examens microscopique et chimique).

LEUCOCYTES

En quantité minime, ils peuvent être normalement présents dans les urines émises par le méat (vulgo-vaginite, accumulation de mucus au réveil).

Contenus dans le premier verre et au milieu d'urines claires, ils indiquent une lésion, accompagnée de souffrances vives, chez un nerveux.

Nombreux les leucocytes, sont toujours pathologiques.

HEMATIES

Leur recherche doit être pratiquée toutes les fois que les urines ne sont pas franchement sanglantes.

Les urines fiévreuses sont rougeâtres et

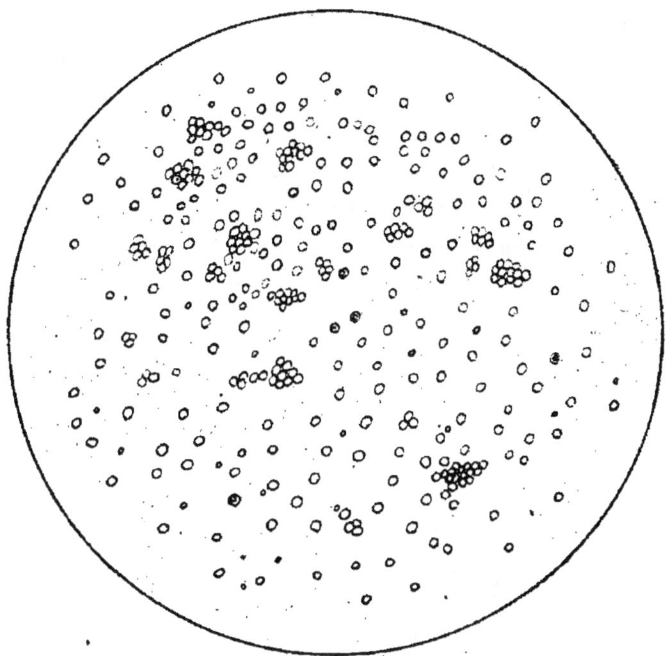

Fig. 4. Hématies.

rouges sont celles, contenant de l'hémoglobine
dissoute.

CELLULES EPITHÉLIALES

La fosse naviculaire est tapissée par un épithélium pavimenteux stratifié, comme celui de

la surface du gland. La présence de ces cellules plates n'est pas anormale.

De la fosse naviculaire à la vessie, l'urètre

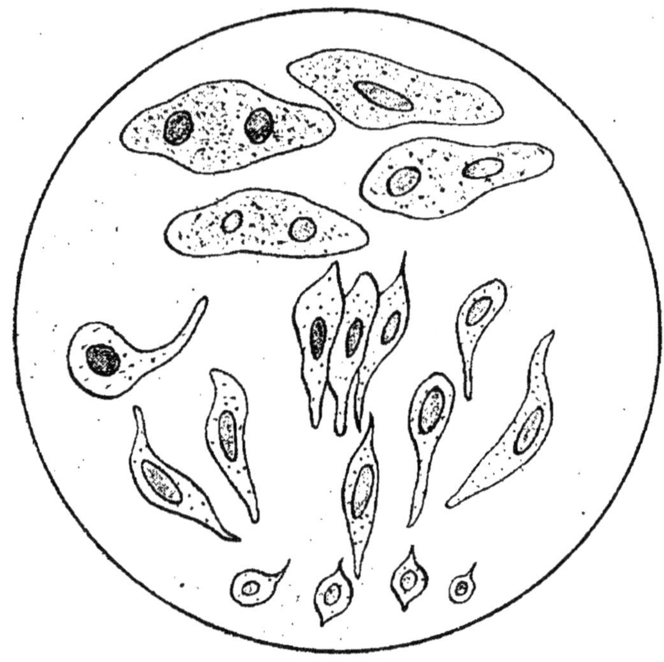

Fig. 5. Epithelium vésical (ses 3 couches)

est tapissé par un épithelium cylindrique parfois stratifié.

L'épithelium de la vessie, de l'urètre et du bassinet est le même. Le microscope est donc incapable, de préciser l'origine exacte d'une de ces cellules et de dire, si elle provient, de la vessie, de l'uretère ou du bassinet. L'Epithelium vésical se compose de trois couches :

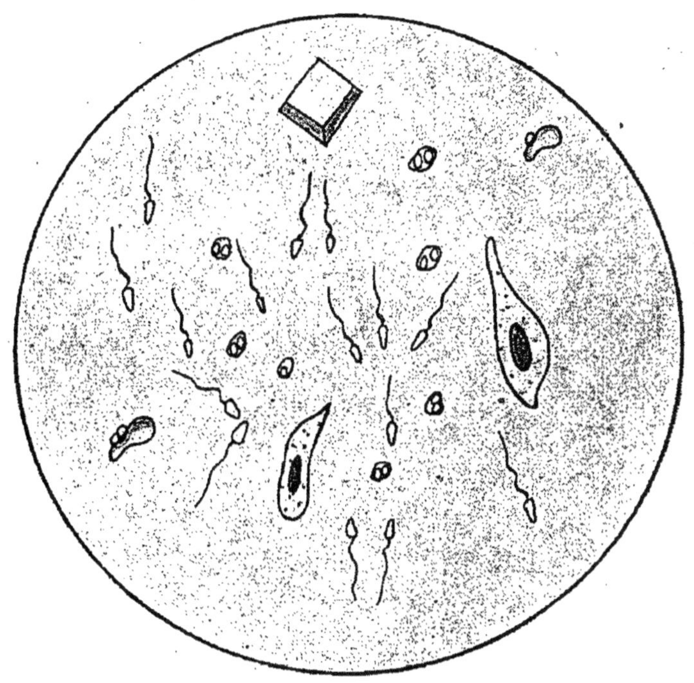

Fig. 6. — Sperme : Spermatozoïdes, Cellulles épithéliales, Leucocytes, Cristaux de spermine.

1. Cellules superficielles, grandes, à 1 ou 2 noyaux.

2. Cellules moyennes, fusiformes, *en raquettes*.

3. Cellulles profondes, petites et rondes.

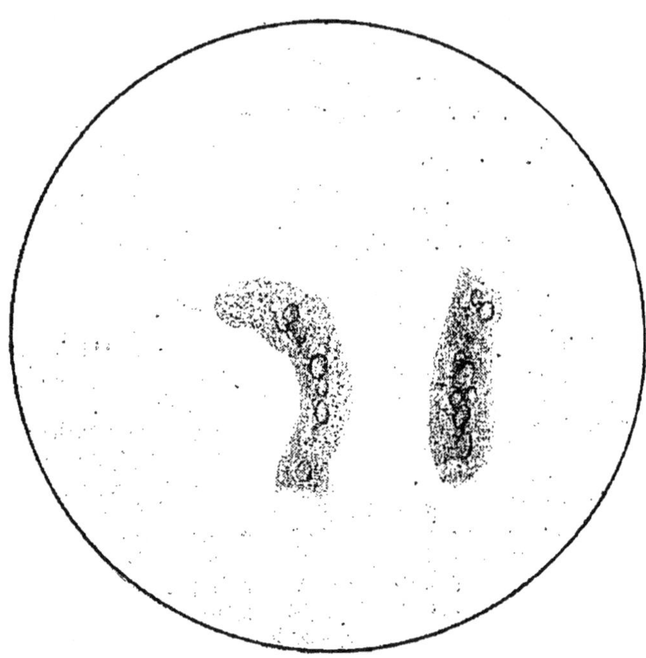

Fig. 7. — Cylindres granulo-graisseux

Cylindres :

Pour avoir une signification, ils doivent être retrouvés à plusieurs reprises.

Inconstants, ils témoignent d'une congestion passagère (grossesse).

Nombreux, si les signes de néphrites ne datent que de quelques jours, ils disparaissent avec le regime lacté et les diurétiques ; s'ils datent de deux à trois mois, le pronostic est grave.

Les cylindres granulo-graisseux indiquent une dégénérescence grave des tubuli contorti.

Les cylindres épithéliaux : une néphrite suraiguë ou aiguë (intoxications, typhoïde...). Ils n'existent pas dans les néphrites suppurées.

Bactéries.

1º Y a-t-il des microbes ?

Les lamelles faites avec des urines fraîches, séchées et colorées au bleu de methylène, montrent de nombreux microbes : staphylocoques, streptocoques... Bactéries, etc.

S'il n'y a pas de microbes : c'est un soupçon mais non un certitude de tuberculose, ceux-ci digérés dans le pus en rétention d'une pyonéphrose, peuvent réapparaître le lendemain d'une débacle purulente.

2º Y a-t-il des gonocoques ?

Confier au malade deux lamelles de verre avec l'explication suivante : faire au réveil et avant d'avoir uriné un nettoyage du gland et du meat, avec un tampon d'ouate, imbibé d'oxycyanure au 1/100. Flamber les deux lamelles, la grosse extrémité d'une épingle et les laisser refroidir. Recueillir la gouttelette de pus

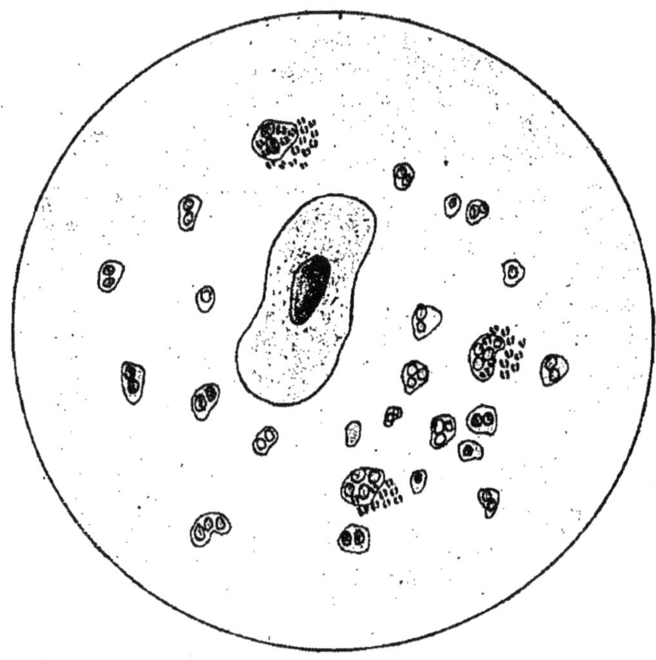

Fig..8. — Gonocoques intra-leucocytaires. Cellule épithéliale.

avec l'épingle, l'étaler sur l'une des lamelles, au-dessus de laquelle on retourne l'autre et les apporter le lendemain ainsi adhérentes.

Les gonocoques sont des diplocoques en

grains de café, *intra-leucocytaires et se décolorant par le Gram.*

Un diplocoque extra-leucocytaire et dont les deux moitiés accolées sont séparées par une ligne verticale, n'est pas un gonocoque.

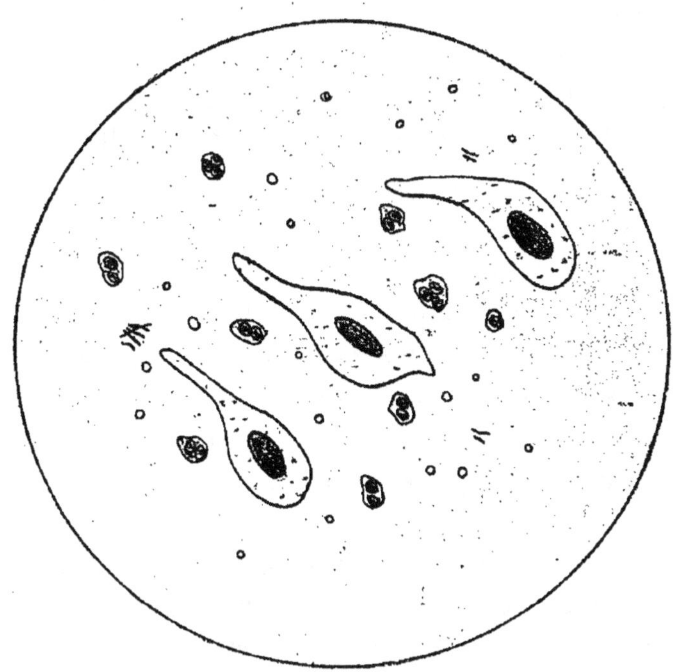

Fig. 9. — Bacilles de Koch, leucocytes, hématies, cellules épithéliales.

3° Y a-t-il des bacilles de Koch ?

Coloration au Ziehl. Courts bâtonnets, groupés par deux ou trois au milieu de leucocytes. Leur découverte est une signature ; elle est malheureusement difficile et inconstante. On les décèle, en moyenne, une fois sur trois cas de tuberculose. Il n'existe pas de rapport entre le nombre des bacilles et la gravité de la tuberculose.

Si on trouve, dans les urines soupçonnées tuberculeuses, d'autres microbes, on ne doit pas abandonner la recherche des bacilles de Koch ; car on peut se trouver en présence d'une infection mixte.

Inoculation : celle-ci ne doit être tentée, qu'après désinfection de la vessie du malade, s'il existe des bacilles associés ; sinon, les animaux meurent de septicémie.

Inoculer plusieurs cobayes (car ils peuvent eux-mêmes être déjà tuberculeux), ils seront sacrifiés après six semaines.

L'inoculation à la mamelle d'une lapine en lactation est plus rapide, en huit à dix jours, on retrouve des bacilles dans le lait.

CHAPITRE VII

MATÉRIEL D'EXPLORATION NÉCESSAIRE
A L'EXAMEN D'UN URINAIRE

a) Une boîte de sondes souples.

b) Une boîte d'instruments métalliques.

c) Deux seringues, une à lavage, une à instillation.

d) Plusieurs bocaux de solutions stérilisées.

c) Un bock avec tube de caoutchouc et canule montée pour injections urétrales.

a) *La boîte d'iustruments souples* comprendra :

1° Les explorateurs à boule olivaires : instruments de choix pour l'exploration de l'urètre (fig. 10). Ils se composent d'une tige flexible portant à ses deux extrémités, un renflement olivaire ou conique. La première fournit des sensations à l'aller et au retour ; la seconde au retour seulement, elle ramène sur son talon des secrétions urétrales, parfois utiles pour le diagnostic.

La boule ne touchant qu'un endroit localisé de l'urètre, surmonte avec un ressaut une bride cicatricielle, qui passerait inaperçue avec une grosse bougie, prenant contact avec toute sa surface.

Ces boules, exactement calibrées, vont du n° 7 (petites) au n° 24.

2° Les instillateurs sont des explorateurs à boule olivaire, percés, dans toute leur longueur, d'un fin canal. (fig. 10)

3° Les sondes semi-molles sont faites de soie tressée recouverte de plusieurs couches d'huile de lin et de caoutchouc, la forme de leur extrémité a une grande importance.

La coudure en « béquille » est précieuse, car elle s'applique intimement à la paroi supérieure de l'urètre, vrai fil conducteur pour entrer dans la vessie ; elle aborde de son talon coudé l'obstacle de la paroi inférieure (relief prostatique) et le refoule ; à la béquille correspond, sur le pavillon, un losange doré, indiquant la position de la béquille disparue dans l'urètre. (fig. 11)

L'extrémité renflée en boule olivaire facilite le cathétérisme d'un rétrécissement large. (fig. 12),

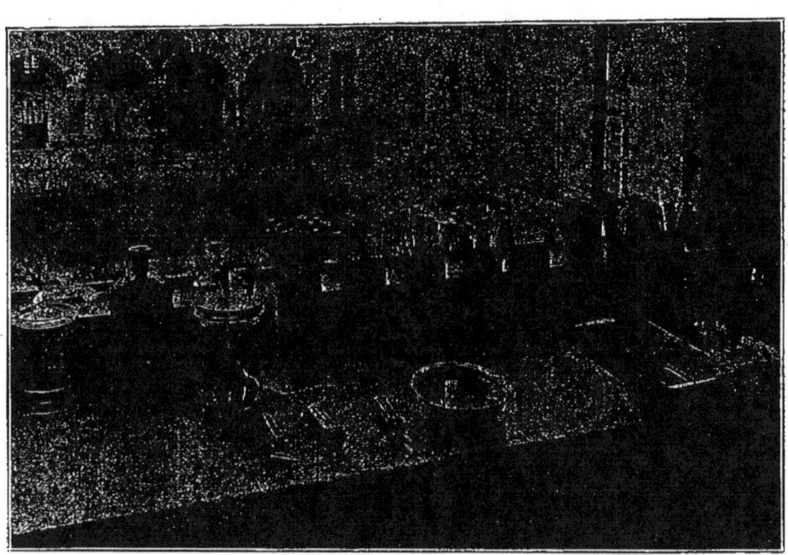

Nécessaire d'exploration d'un urinaire

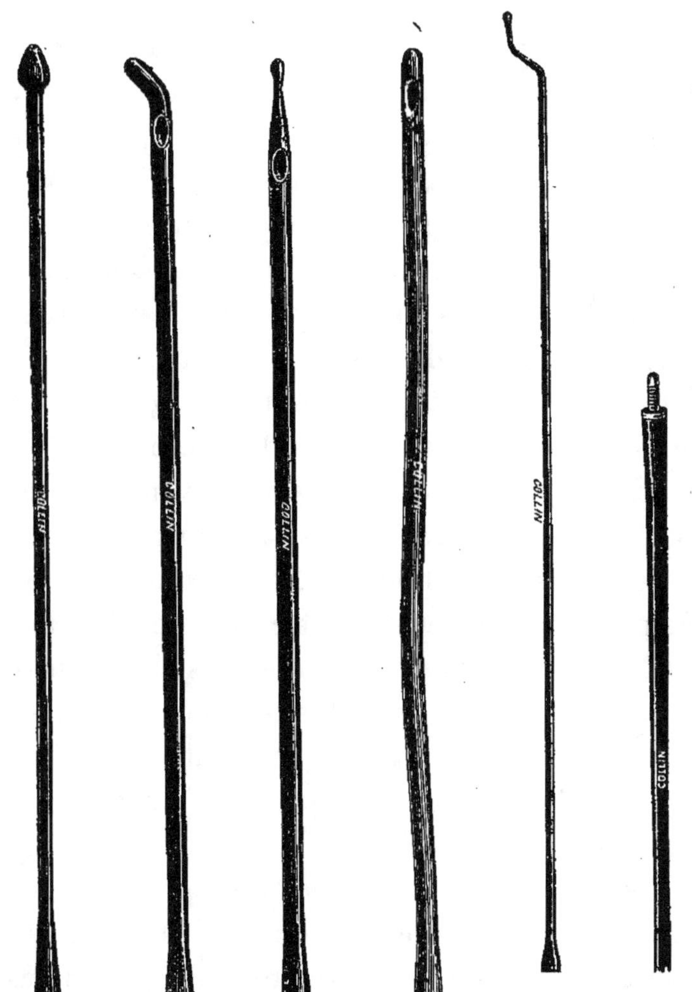

Fig. 10.   Fig. 11.   Fig. 12.   Fig. 13.   Fig. 14. Fig. 15.

Fig. 10 : Explorateur à boule olivaire.
Fig. 11 : Sonde béquille.
Fig. 12 :   —   à bout olivaire.
Fig. 13 :   —   molle en caoutchouc rouge (Nelaton).
Fig. 14 : Bougie filiforme à bout tortillé.
Fig. 15 :   —   —   armée.

Les sondes de Nélaton (en caoutchouc rouge) sont particulièrcment inoffensives pour l'urètre : il faut en posséder quelques-unes (rétention par abcès de la prostate). (fig. 13).

Ce sont celles qu'on confiera de préférence au malade. Elles doivent, à cause de leur souplesse, être tenues au fur et à mesure du cathétérisme, très près du méat.

Les bougies sont composées de gomme ou de cire, dans une enveloppe de soie tressée :

Les bougies filiformes, sont destinées à des retrécissements très serrés. La forme de leur extrémité (en tire-bouchon, en bayonnette) est maintenue en les revêtant de collodion. (fig. 14).

Elles sont dites non montées, si lcur autre extrémité est libre ; montées, si elles est armée d'un pas de vis, extérieur ou intérieur, destiné à s'adapter à un Beniqué ou à un conducteur d'uréthrotome. (fig. 15).

Il existe, pour les bougies plus grosses, une série de numéros correspondant à celle des boules. Elles servent à la dilatation. On les utilise surtout des numéros 6 à 12, lequel correspond au plus petit numéro (24) des Beniqués, qu'on leur substitue.

Ces divers instruments seront séparés dans les divers casiers ; d'une grande boîte ou mieux isolés chacun dans un tube de verre stérilisé.

Une filière de Charrière, perforée d'une série de trous, servira à contrôler le calibre de toutes ces boules, sondes ou bougies, dont le numéro inscrit sur le pavillon ne tardera pas à s'effacer par l'usage.²(fig. 16).

J) La boîte d'*instruments métalliques* comprendra :

1° *Des mandrins* : tiges d'acier, à introduire huilées dans une sonde molle, à laquelle ils donnent leur forme.

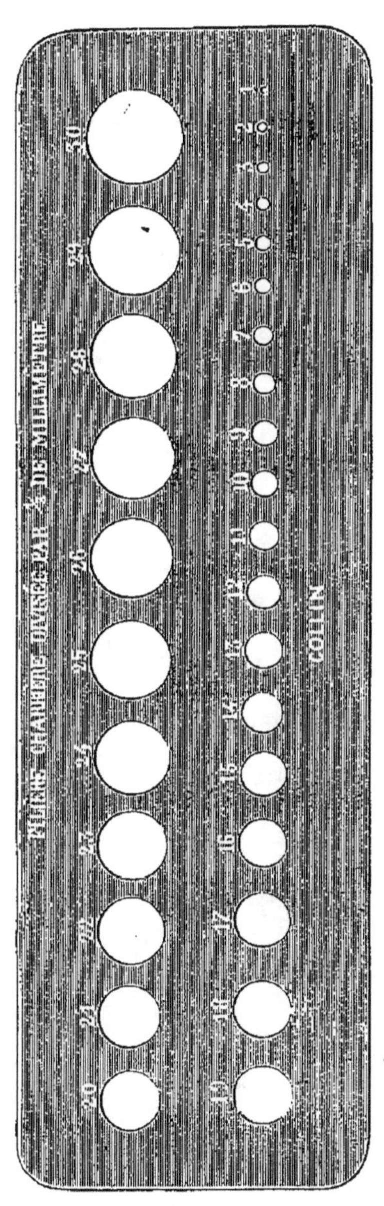

Fig. 16. — Filière Charrière.

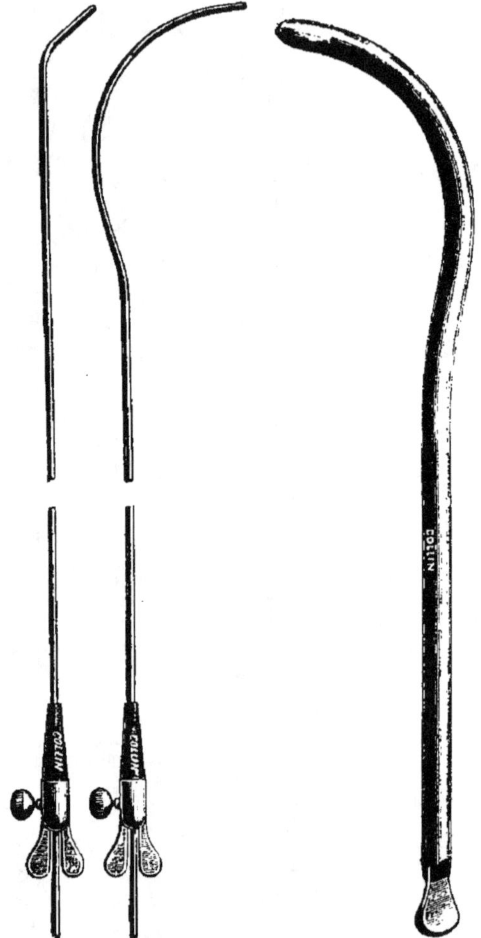

Fig. 17 et 18.   Fig. 19.
Fig. 17 et 18 : Mandrins coudé et courbe.
Fig. 19 : Un Beniqué.

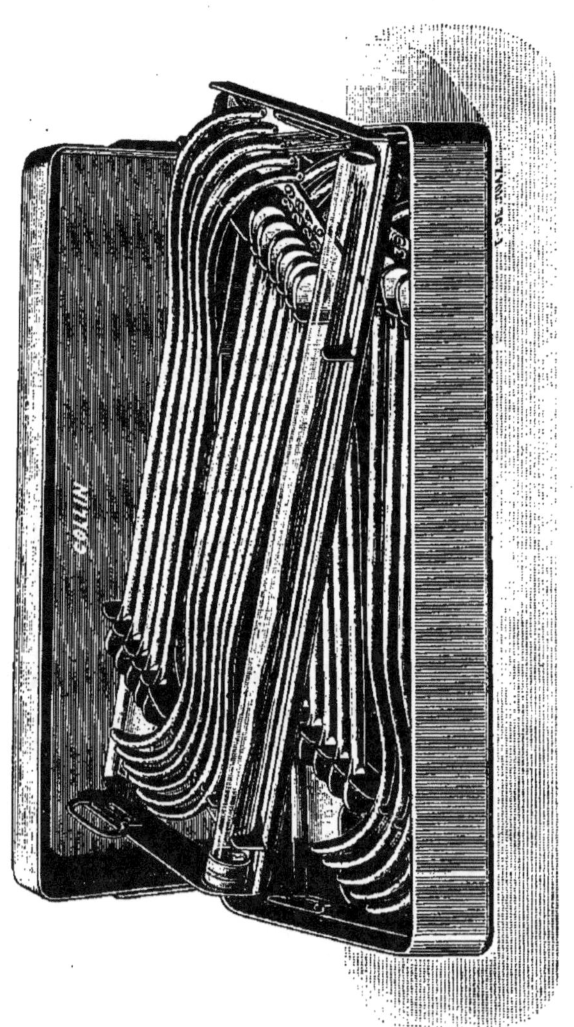

Fig. 20. — Boîte de Béniqués.

Il en existe deux :

Courbe, semblable à un Beniqué ; (fig. 17).

Coudé, dont l'extrémité forme un angle obtus ; tous deux, mais surtout le second, peuvent servir à la manœuvre de « retrait progressif du mandrin ». (fig. 18).

Ils ont pour but d'appliquer constamment le bec de la sonde sur la paroi supérieure de l'urètre, de courbure très exagérée chez le prostatique.

Les sondes montées sur mandrins donnent de vrais succès, là où toutes autres tentatives avaient échoué.

2° *Les bougies métalliques de Beniqué* forment une série allant du 24 au 60. M. Guyon conseille de ne pas dépasser le n° 50. (fig. 19-20).

3° *Des explorateurs métalliques* (pour calculs vesicaux), dont l'épaisseur de la tige et la longueur du bec augmentent avec le numéro, de 1 à 3. (fig. 21).

c) Des seringues :

1° *Celle de M. Guyon* avec piston de cuir et corps en verre de 160 grammes est la plus commode. (fig. 22).

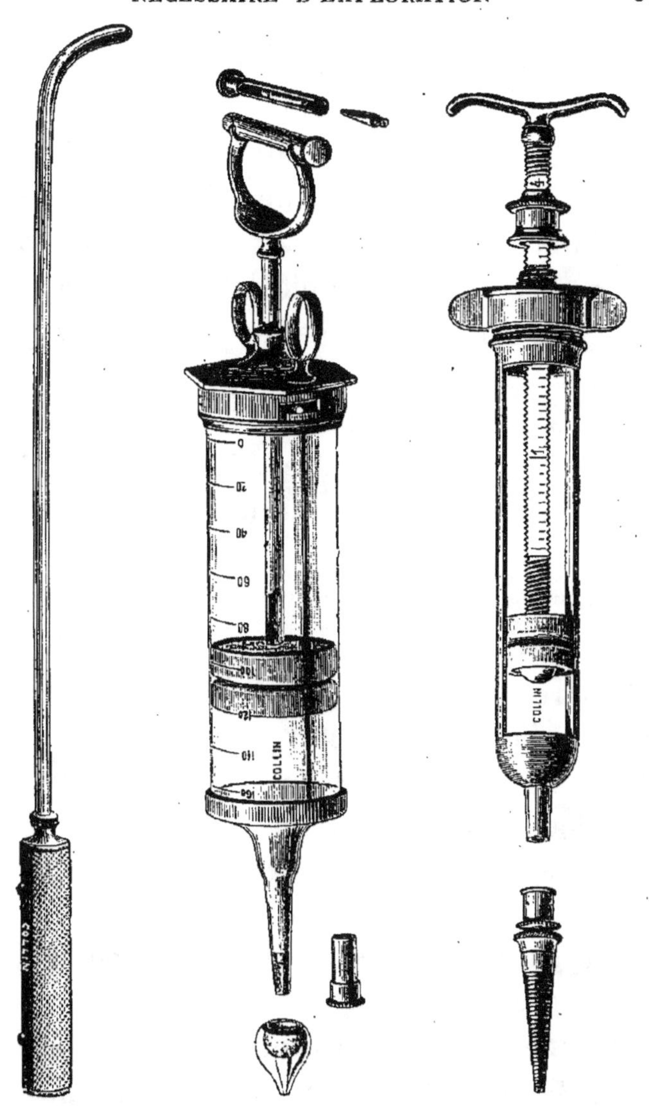

Fig. 21.   Fig. 22.   Fig. 23

Fig. 21 : Explorateur métallique.
Fig. 22 : Seringue de Guyon avec embout olivaire.
Fig. 23 : Petite seringue à instillation, avec embout pointu.

4.

Deux anneaux permettent de l'actionner facilement d'une seule main.

Elle est bien supérieure aux seringues d'ébonite qui sont dures, opaques, détériorées par l'ébullition et ne fonctionnant qu'à deux mains.

Cette seringue sera munie de quelques olives en verre, avant examen, permettant des lavages directs de l'urètre.

2° Une *petite seringue à instillations*, en argent, pour ne pas être détériorée par les solutions concentrées de nitrate.

d) Des solutions stérilisées :

Plusieurs bocaux en verre et avec robinet contiendront les solutions suivantes :

Eau boriquée 30/1.000 ;

Nitrate d'argent 1/1.000 ;

Sublimé 1/10.000.

Ces 3 solutions serviront aux lavages vésicaux.

Oxycyanure de mercure 1/1.000. pour l'antisepsie des mains.

Permanganate de potassium.

Le plus aisé est d'avoir, de ces divers médicaments, une solution mère au 1/100 ; 50 ou 100 centimètres cubes, pris dans un verre gradué et versés dans un litre d'eau bouillie tiède fournissent des solutions à 1/2.000, 1/1.000.

Elles seront diversement colorées et étiquetées, afin d'éviter toute confusion.

Enfin on possèdera une petite quantité de quelques solutions concentrées pour instillations. Ce sont :

Nitrate d'argent $\dfrac{1}{100}$.

$$\text{Huile gaïacolée} \begin{cases} \text{Gaïacol} \dots\dots\dots & \text{4 gr.} \\ \text{Iodoforme} \dots\dots & \text{1 —} \\ \text{Huile d'olive stéril.} & \text{95 —} \end{cases}$$

Huile gormenolée $\dfrac{10 \text{ à } 20}{100}$

De l'huile stérilisée, c'est-à-dire chauffée jusqu'à formation de bulles, contenue dans un petit verre où l'on plongera l'extrémité des sondes.

Les tubes de verre de Pasteau servant à huiler les sondes et Béniqués, sont élégants et commodes.

Une solution de savon,

$$\begin{matrix} \text{Poudre de savon}.. & \text{50 gr.} \\ \left.\begin{matrix}\text{Glycérine}\dots. \\ \text{Oxyde de zinc}\end{matrix}\right\} \text{ââ} & \text{25 gr.} \\ \text{Sublimé}\dots\dots\dots & \text{0 gr. 02} \end{matrix}$$

servira pour le toucher rectal.

La vaseline est défectueuse ; car, elle graisse mal aisément la sonde et bouche ses yeux, tache les effets du malade et s'enlève difficilement des doigts après le toucher rectal.

Un doigtier, placé au centre d'un cercle de caoutchouc, qui encapuchonne la main et la protège.

Des tampons d'ouate ou des compresses bouillies.

Des cuvettes et « haricots » en verre pour mettre entre les jambes du malade.

Du coton pour fixer les sondes.

Un coussin dur et allongé ; glissé sous le siège, il relèvera le bassin avant une exploration métallique.

On possédera encore, pour les urinaires couchés un urinal spécial (Guyon-Duchastelet, voir sonde à demeure), et un bocal gradué pour la mesure des urines des 24 heures. Celui-ci sera chaque fois rincé à l'eau bouillante, sinon, des fermentations rapides donneraient en été, l'illusion d'urines purulentes (bocalite). Il sera recouvert d'un couvercle en argent, pour éviter son altération (1).

(1) V. le Cabinet moderne d'un chirurgien urinaire. Dr Noguès. *An. Génito-Urinaires*, 1900.

CHAPITRE VIII

STÉRILISATION DES MAINS, DES INSTRUMENTS ET DU MALADE

L'asepsie absolue est la condition première de la sécurité dans la chirurgie urinaire ; mais elle doit être complétée par l'antisepsie. (M. Guyon).

α) *Désinfection des mains.*

La plupart des malades n'étant presque jamais infectés par l'air, mais par contage direct, on comprendra l'énorme importance d'une asepsie impeccable des mains, des instruments et du malade.

Les ongles représentant la partie de la main la plus difficile à désinfecter, leur taille mérite l'attention : assez courts et arrondis en leur milieu, ils doivent être très ras latéralement, ce

qui fournit un dégagement facile aux poussiè-
res. L'usage repété du cure-ongle, provoque de
petites « envies » sous leur rainure et les décolle
douloureusement. Il suffit, de les emplir de
savon, par grattage et de les déterger à la
brosse ou en introduisant sous leur extrémité
libre l'ongle du pouce de la main opposée,
coiffé d'une compresse humide. La rainure
de chaque ongle sera ouverte, par pression
du pouce, sous un filet d'eau. Les mains
doivent ensuite être désinfectées l'une après
l'autre avec du savon (qui mousse), de l'eau et
une brosse bouillies. Les doigts seront frottés
un à un dans leur longueur, sans oublier les
espaces interdigitaux. La brosse fouillera, dans
leur sens, tous les plis de flexion, passera sur
les faces palmaires et dorsales. En frottant
énergiquement et sur tout leur pourtour, les
avant-bras avec la paume de la main opposée,
on évitera un brossage pénible en cette région.
Il faut insister sur le brossage du pouce et de
l'index droits, toujours les plus actifs ; alors
que, tenant la brosse de la main droite, on a
tendance à frotter longtemps les doigts gauches.

Le plus sûr, pour conserver des mains aseptiques, est de ne *jamais toucher de pus*. L'habitude de toujours porter des gants bouillis, en caoutchouc avec manchettes (g. de Chaput) est donc excellente, pour garder des mains inoffensives pour les malades.

6) *La désinfection du malade.*

Comprend un nettoyage soigneux du gland : complètement décallotté, il sera minutieusement nettoyé avec un tampon imbibé d'oxycyanure ; puis, saisi entre le médius et l'annulaire par le sillon balano-préputial, pendant que le pouce et l'index entr'ouvriront le méat, qui sera frotté énergiquement et lavé.

γ) *Stérilisation des instruments.*

Les sondes semi-molles résistent mal à l'ébullition, qui les altère, les rend cassantes et par conséquent dangereuses à employer.

Voici comment il faudra procéder :

Toutes les sondes ayant servi seront isolées dans une boîte spéciale et nettoyées avec une brosse douce dans de l'eau de savon chaude, également seringuée à leur intérieur.

Elles seront ensuite stérilisées *aux vapeurs de formol* dans l'étuve de Janet ou d'Albarran : petite caisse métallique, avec claies pour les sondes et récipient inférieur pour la poudre de formol (trioxyméthylène).

24 heures de séjour à l'étuve sont nécessaires pour une stérilisation complète.

Les sondes en sortent légèrement ramollies, mais inaltérées.

Pour les boîtes d'instruments métalliques, le flambage est imparfait et risque de les détremper. 20 minutes à 120° dans l'étuve sèche *de Poupinel* leur confère, au contraire, une asepsie parfaite.

Les solutions pour lavages vésicaux seront préparées avec de l'eau bouillie, dans laquelle on versera ensuite les divers médicaments.

Les tampons, compresses, gants, doigtiers, seront également bouillis.

Toutes ces précautions de stérilisation doivent être prises avec la plus extrême rigueur. Le voisinage des glandes périurétrales, la disproportion entre le volume de la vessie et celui de son canal excréteur, les multiples logettes de la muqueuse vésicale, son abondant réseau lymphatique, constituent un terrain éminemment favorable à l'infection. Celle-ci n'est rarement spontanée, que grâce au flux incessant tombé des reins.

Il est donc capital de réaliser pour chaque cathetérisme une asepsie parfaite, et prudent aussi, de savoir établir un diagnostic avec un minimum d'exploration.

CHAPITRE IX

BLENNORRHAGIE AIGUE

Un homme consulte, en montrant son prépuce et sa verge œdematiés ; le gland est rouge, le méat tuméfié. A la suite d'un coït, une cuisson vive est apparue au méat. Il suffit d'enlever la ouate qui bouche soigneusement l'urètre, pour que s'écoule du pus épais, jaune verdâtre : *c'est une blennorrhagie.*

A la période d'état, les mictions s'accompagnent de douleurs, irradiant au périnée et à l'hypogastre. Les érections prolongées et pénibles, surtout la nuit, courbent en bas la verge, retenue par l'urètre dur et irrésistible (forme intense et cordée).

Le diagnostic n'est douteux, sans aveux, qu'au début. Une goutte de pus est alors exprimée de l'urètre et portée sous le microscope, qui décèle les *gonocoques.*

Si le malade ne consulte qu'à la fin de la première semaine, après s'être administré lui-même quelques injections, on s'informera d'une sensation de tension périnéale et de tenesme accompagnée de petites éjaculations purulentes. Celles-ci, ne pouvant s'être accumulées qu'au-dessus du sphincter, témoignent de *l'envahissement de l'urètre postérieur*. Ce fait étant important à confirmer pour le traitement, le malade urinera successivement *dans deux verres*.

Si le premier verre est trouble, le deuxième clair, il n'y a qu'urétrite antérieure.

Si les deux verres sont troubles, urètres antérieur et postérieur sont envahis.

Traitement de la blennorrhagie aigue.

a) Médical : suppression de toutes les causes d'excitation et de congestion vénériennes, boissons alcoolisées (bière en particulier), aliments épicés et faisandés.

Pas de constipation.

Prescrire des boissons diurétiques : chiendent, queue de cerise, lait coupé d'eau de Vichy (une 1/2 cuillerée à café de bicarbonate de soude par litre). Un grand bain chaud tous les 2 jours.

Contre les douleurs et les érections nocturnes : lavages de la verge et du périnée avec de l'eau très chaude. 3 ou 4 cachets de 30 centigrammes de bromure de camphre.

b) Urinaire.

Traitement abortif : il peut être tenté jusqu'au sixième jour à dater du coït infectant, à condition : que la sécrétion ne soit pas abondante, que le méat ne soit pas rouge et œdématié, que le malade ne souffre pas en urinant et que le deuxième verre soit tout à fait transparent.

Avant chaque lavage, on pratique une instillation de cocaïne à $\dfrac{1}{200}$; celle-ci distend l'urètre antérieur, puis est poussée très lentement pour forcer le sphincter.

Le 1er jour, on tente une instillation de *nitrate* à $\dfrac{1}{100}$ à garder dans l'urètre, pendant 2 minutes. Elle ne doit pas être renouvelée.

Douze heures après, lavage de l'urètre antérieur au permanganate de potasse à $\dfrac{1}{1000}$.

Les 2ᵉ, 3ᵉ et 4ᵉ jours, on pratique, le matin un lavage de l'urètre antérieur, le soir un lavage des deux urètres, au permanganate à $\dfrac{1}{2000}$.

Le 5ᵉ jour, un seul lavage des deux urètres au permanganate à $\dfrac{1}{2000}$ (méthode du Dʳ Motz).

Le malade est-il venu consulter en pleine *période d'Etat* ?

Ce n'est que dans les *cas subaigus* que l'on pratiquera de grands lavages au *permanganate* à $\dfrac{1}{2.000}$.

Dans les *formes aiguës*, le permanganate donne de mauvais résultats, on lui substituera de grands lavages des deux urètres avec une solution *d'oxycyanure d'hydrarghyre de* $\dfrac{1}{3.000}$ à $\dfrac{1}{2.000}$; ils seront pratiqués matin et soir.

Entre temps, le malade se fera lui-même des

injections de protargol à $\dfrac{1}{100}$, à faire garder pendant un quart d'heure.

Ce traitement fait vite disparaître les gonocoques et abrège de beaucoup la durée de la maladie. Si, dans l'intervalle des lavages, les douleurs devenaient vives, l'écoulement plus abondant, sans être moins épais, ils seraient espacés et leur titre diminué.

Technique des lavages de l'urètre.

On commencera par faire uriner le malade, puis par nettoyer le gland et le méat avec une solution d'oxycyanure à $\dfrac{1}{100}$.

Les lavages seront pratiqués à l'aide d'un bock gradué, muni d'un tube de caoutchouc et d'une canule de verre (Janet). Ce bock pourra être fixé à deux clous, situés à 75 centimètres ou à 1 m. 50 au-dessus du plan du lit, ou mieux sur une glissière. Une pince interposée sur le tube arrêtera le liquide.

Pour laver l'urètre antérieur, le bock sera fixé à 75 centimètres, la canule laissera ouverte la partie inférieure du méat, afin que le liquide sorte rapidement et facilement. La verge sera tenue horizontale et peu tendue.

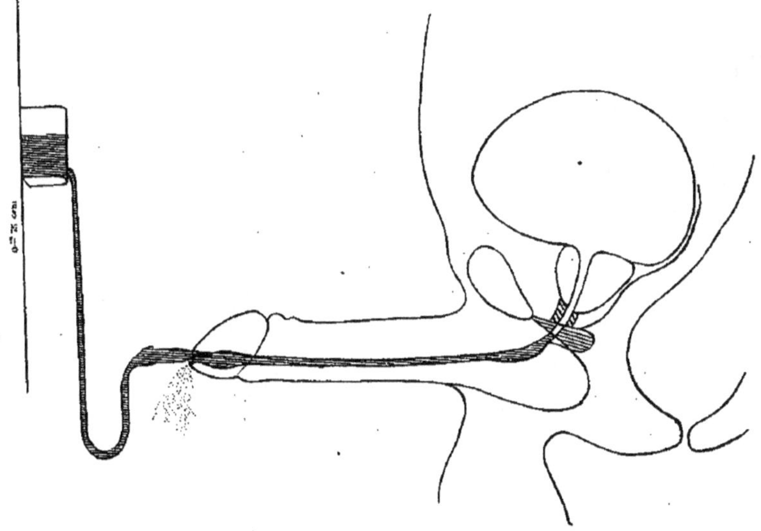

Fig. 24. — Lavage de l'urètre antérieur ; à méat ouvert ; Bock à 0 m. 75.

On arrêtera de temps à autre l'injection en pinçant le caoutchouc pour bien vider l'urètre antérieur.

Pour laver l'urètre postérieur, le bock est élevé à 1 m. 50 et la canule obture complètement le méat; la solution distend l'urètre antérieur, force lentement le sphincter et pénètre jusque dans la vessie. Lorsque 150 à 200 grammes (capacité moyenne de la vessie) sont injectés, on fait pisser immédiatement le malade qui expurge ainsi tout son urètre.

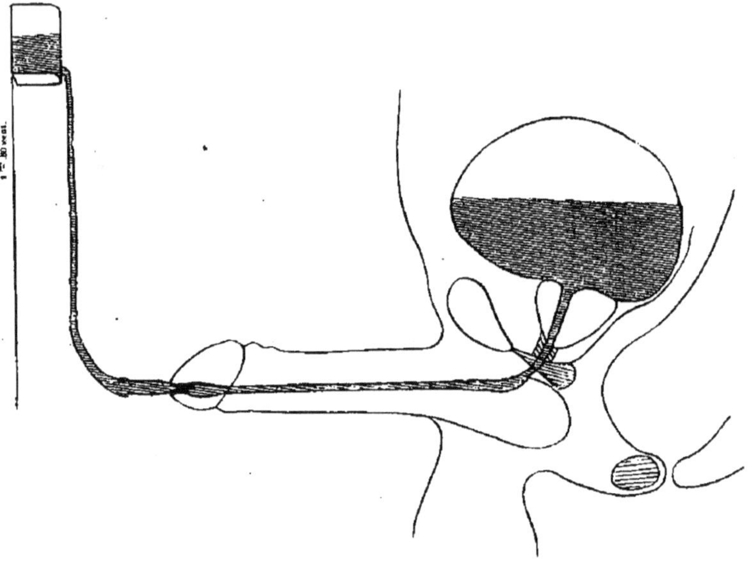

Fig. 25.— Lavage des deux urètres et de la vessie ; à meat fermé ; Bock à 1 m. 50.

C'est à dessein, que nous n'avons pas encore parlé des balsamiques. La blennorrhagie, étant une maladie urétrale, doit avoir un traitement local.

Les balsamiques prescrits, tout au début d'une blennorrhagie, n'ont aucune valeur abortive, éveillent bientôt l'intolérance gastrique et s'ils diminuent l'écoulement le rendent (dit Fournier) très tenace.

Ils sont, au contraire, très indiqués à la période de déclin. Le meilleur d'entre eux est le *santal*. Prescrire par jour, de six à huit capsules de 10 centigrammes.

Complications de la blennorrhagie

α) **Orchite.** Au déclin de sa blennorrhagie, un malade consulte parce qu'à la suite d'excès alcooliques ou génésiques, d'injections violentes, concentrées, ou faites à méat fermé et sans miction préalable, une douleur vive est apparue dans l'aine, irradiant vers le cordon et le testicule.

Celui-ci est triplé de volume, dur, étranglé dans son albuginée inextensible. L'épididyme est lui aussi volumineux, surtout au niveau de sa queue (localisation élective du gonocoque). Testicule et épididyme sont surtout extraordinairement sensibles à la moindre pression ; aussi le malade redoute-t-il tout examen.

5.

C'est une *orchi-épididymite blennorrha-gique*. Quelque rouge et gros que soit le scrotum, *elle ne suppure et ne se fistulise qu'exceptionnellement*.

Souvent, en même temps que grossit le testicule, l'écoulement diminue ; il faut exprimer l'urètre pour amener au méat une goutte purulente. Mais celle-ci suffit à écarter l'idée d'orchite tuberculeuse aigüe.

A son apogée, vers la fin de la première semaine, elle se résoud vers la troisième, laissant des noyaux indurés, plus ou moins volumineux dans la queue de l'épididyme, dont le diagnostic avec la tuberculose est parfois difficile.

Traitement. — Repos absolu au lit, testicules remontés sur une planchette échancrée, placée sur les cuisses. Pansement humide, avec des compresses froides. Le stippage consiste à diriger un jet de chlorure d'éthyle sur un tampon d'ouate que l'on pose, gelé sur les diverses faces du scrotum, il atténue beaucoup les douleurs.

La disparition des noyaux épididymaires chroniques est hâtée par quelques applications d'onguent gris et surtout par les grands bains salés (8 kilog par baignoire), épreuve thérapeutique qui les différenciera des nodules tuberculeux.

6) **Cystite**. *Symptômes*. — Au cours d'une blennorrhagie soignée à l'aide de lavages ou de sondages, un malade présente :

1° *De la fréquence* : les mictions se renouvellent toutes les heures, parfois davantage, sans aucun soulagement ;

2° *Des douleurs hypogastriques*, vives surtout au dernières gouttes ;

3° *Des urines troubles*, celles-ci contiennent chaque jour une quantité égale de pus.

Cette triade décèle la *cystite*.

Celle-ci, n'existant pas sans urétrite postérieure, est due au refoulement des colonies microbiennes. Fait paradoxal, il y a rarement dans la cystite blennorrhagique des gonocoques dans la vessie ; mais des microbes d'ordre banal (coli-bacilles, staphylocoques, streptocoques).

Examen des urines : L'épreuve des trois verres suppose une quantité notable d'urines vésicales. Les deux premiers expurgent les urines troubles des urètres antérieur et postérieur, le troisième, très purulent, répond au soulèvement par contraction finale du bas-fond.

En cas de cystite intense, les dernières gouttes, souvent rosées, peuvent être franchement hématuriques.

Exploration physique : La vessie, peu sensible aux touchers vaginal ou rectal combiné au palper, l'est déjà plus au contact de la boule olivaire. Celle-ci éveille de la douleur en franchissant l'urètre postérieur et en buttant bientôt, contre la paroi postérieure de la vessie contractée.

La *vessie est extrêmement sensible à la mise en tension.*

La prise de capacité décèle une vessie très diminuée, 80, 30 grammes et moins encore, suffisent à éveiller les douleurs violentes de la distension.

La cystite blennorrhagique est généralement légère (cystite du col par contiguité d'une urétrite postérieure). Elle est rarement aussi douloureuse que celle des calculeux.

S'il y a *rétention aiguë*, on se méfiera d'un début de *prostatite*. S'il y a *fièvre*, d'un début d'*orchite*, de *suppuration péri-prostatique ou péri-vésiculaire*, car la cystite isolée est généralement apyrétique.

Traitement.

1° *Médical* : régime lacté mitigé, boissons diurétiques : Contrexéville, Vittel (eaux sulfatées), à moins de grande fréquence.

Contre les douleurs on emploiera les grands bains, compresses très chaudes sur l'hypogastre, lavements laudanisés, suppositoires belladonnés.

2° *Urinaire* : faire suivre les lavages urétraux non pas d'une tentative de lavage vésical ; mais d'une *instillation*. Celle-ci injecte dans la vessie, sans mise en tension, une petite quantité de solution concentrée.

L'huile gomenolée, à la fois anesthésiante et antiseptique, rend des services contre les douleurs du début. *Le nitrate* lui est vite substitué de 1/300 à 1/50. Il exagère la douleur dans les premières heures, mais améliore rapidement la cystite.

La capacité étant redevenue notable, on pratiquera des lavages vésicaux, mais en évitant soigneusement la moindre mise en tension. La vessie sera donc lavée, avec une solution tiède, à coups de piston doux et en laissant ressortir au fur et à mesure le liquide. La vessie sera plus vite guérie que l'urètre.

γ) **Abcès de la prostate** : un jeune homme consulte avec l'angoisse d'une *rétention aiguë*. Il présente une blennorrhagie encore floride, ou avoue, après un coït suspect, s'être administré énergiquement une injection caustique.

Des douleurs profondes et gravatives sont aussitôt apparues au perinée, irradiant vers l'anus ; exagérées par la marche ou la position assise, elles diminuent un peu dans le décubitus latéral. La dysurie a été progressivement croissante jusqu'à la retention. Un ténesme violent, jusqu'à la sensation de corps étranger, rend la *défécation atrocement douloureuse*.

Symptômes généraux d'une grande pyrexie : frisson violent et prolongé. Température à 39 ou 40°.

Tous ces signes bruyants, en cas d'injection abortive, peuvent être atténués dans les autres cas. Prostatite par fausse route ou séjour prolongé d'une sonde à demeure.

La rétention est tout d'abord évacuée avec une sonde molle, la moins contondante pour l'urètre prostatique. Les douleurs sont immé-

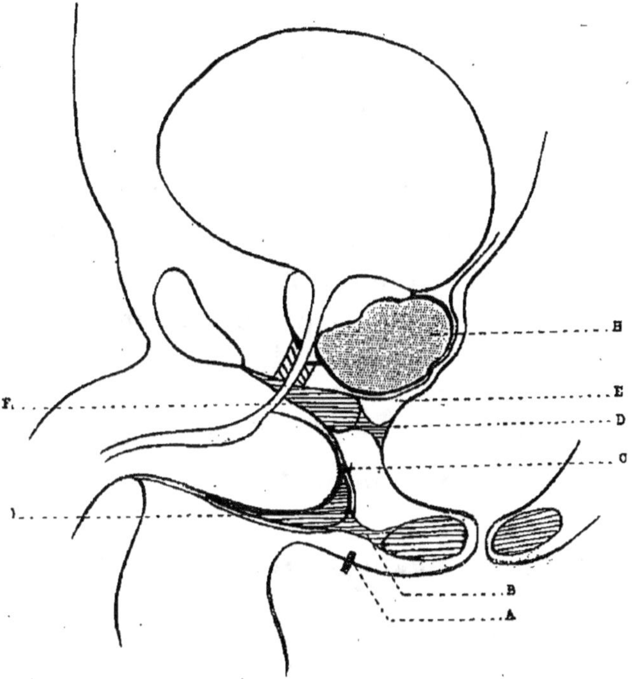

Fig. 26. — **Abcès de la prostate** : temps successifs de son
ouverture (schéma).
A. Incision de la peau.
B. Incision du raphé ano-bulbaire.
C. Point ou doit être placé la pince réclinant en
haut et en avant le bulbe.
D. Incision du muscle recto-urétral.
E. Espace de collable.
F. Muscle transverse profond.
G. Muscle transverse superficiel.
H. Abcès de la prostate.

diatement amendées, par la suppression de la
mise en tession.

Le toucher rectal est alors pratiqué, doucement, car il est très douloureux. Il décèle :

1° Un *abcès prostatique*. Prostate volumineuse, tendue et dure, dont la pression est extrêmement sensible ; à sa surface battent des vaisseaux congestionnés. Si l'abcès est en partie évacué, son centre dépressible simule « une toile tendue sur un cadre de bois ».

2° *De la périprostatite* formant une plaque indurée à contours imprécis.

Cet abcès, évoluant spontanément, s'ouvrira :

1° Dans l'urètre : du pus s'écoule en abondance et le malade se déclare très soulagé. Terminaison fréquente, mais défavorable, à cause de l'infection réciproque du canal et de la poche.

2° Dans le rectum (parfois).

3° Dans le périnée, où il fuse très tardivement ; mais par où il doit être ouvert.

Le diagnostic est facile, il suffit de penser à pratiquer le toucher rectal.

Traitement : 1° *Médical*. Evacuer la rétention, avec une sonde molle en caoutchouc.

Contre les symptômes fonctionnels, user des décongestionnants : grands bains, lavements et ablutions à l'eau très chaude, dix sangues au périnée.

Suppositoires morphinés.

2° *Chirurgical*. Evacuer l'abcès. Si les symptômes généraux ne sont pas graves et que le toucher ne revèle pas une prostate volumineuse, on peut attendre. Sinon, il faut ouvrir l'abcès.

1° *Par le rectum*, en ponctionnant le long d'un doigt rectal, en un point où il n'existe pas de pulsations artérielles. Mais, danger d'hemorrhagie et d'infection.

2° *Par le périnée* : précocement (c'est la méthode de choix).

Découverte de la prostate : position de la taille périnéale, cuisses fortement fléchies, pour que le bassin soit relevé. On peut ou non s'aider d'un cathéter placé dans l'urètre.

Incision allant d'un ischion à l'autre, concave en arrière et passant à deux travers de doigt

en avant de l'anus. Sous la lèvre antérieure,
apparaît une saillie, c'est l'extrémité postérieure du bulbe, avec lequel prennent contact

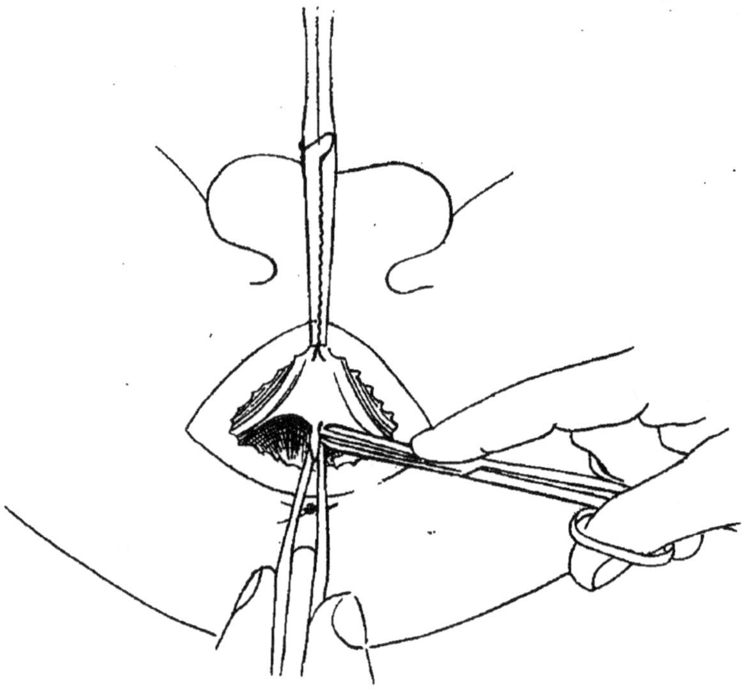

Fig. 27. — **Ouverture d'un abcès de la prostate.** Le raphé
superficiel ano-bulbaire a été sectionnée, la
pince de Kocher relève en haut le bulbe, les
ciseaux vont sectionner le muscle recto-urétral (d'après Proust)·

les fibres les plus excentriques dn sphincter de
l'anus. Celui-ci, attiré en arrière, tend le
raphé ano-rectal en une cordelette sectionnée à
petits coups de ciseaux courbes. Le bulbe est

ainsi isolé en avant. On dénude ensuite le bord postérieur des muscles transverses superficiels et profonds.

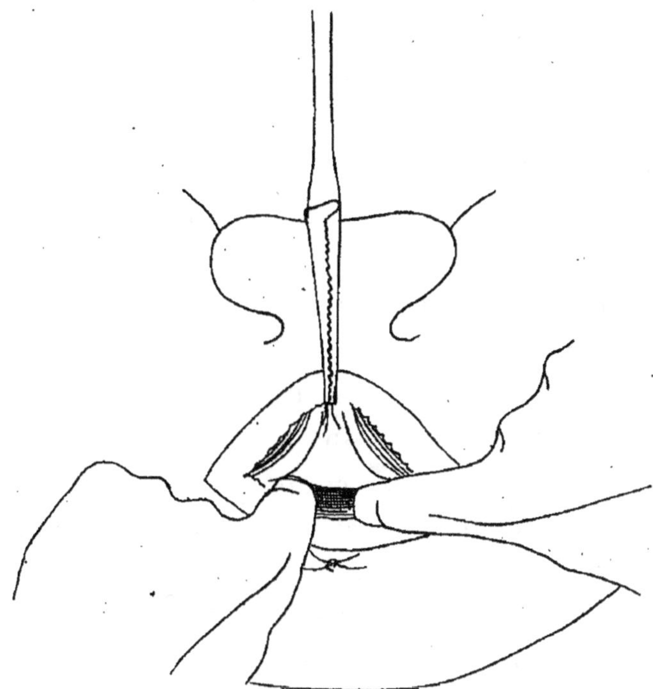

Fig. 28. — Ouverture d'un abcès de la prostate. Discision aux index de l'espace décollable (d'après Proust.)

On aperçoit alors, sur les côtés, deux bandes musculaires antéro-postérieures, ce sont les muscles releveurs de l'anus. La section, dans la profondeur du petit muscle recto-urétral, est la clef de l'espace décollable, au fond duquel apparaît la prostate.

Généralement, avant d'être parvenu aussi profondément, le pus jaillit et les index introduits dans la plaie achèvent de disciser la poche.

Quelques ligatures, deux mèches mollement tassées et un drain assurent l'hémostase et le drainage.

Les dangers à éviter sont :

1° L'ouverture de l'urètre, facile à éviter surtout s'il est repéré par un cathéter.

2° L'hémorrhagie d'une périnéale superficielle : aussi ne pas couper, mais décoller transversalement le bord postérieur des transverses et les reporter en avant.

3° Ouverture du rectum : inciser à très petits coups le long de l'urètre membraneux.

La voie périnéale, si elle constitue le procédé de choix, nécessite une certaine expérience chirurgicale. Si on ne l'a jamais pratiquée, mieux vaut laisser l'abcès s'ouvrir dans l'urètre, et le soigner longuement par des lavages.

δ) **Prostatite chronique.**

A la suite d'une urétrite ancienne, vient-on,

en l'absence de tout signe fonctionnel, à toucher
la prostate, elle apparaît dure, élastique, parse-
mée sur ses bords de petits « grains de plomb »,
et parfois rénitente. Après avoir lavé l'urètre et
garni la vessie, on masse la prostate et fait
uriner, l'examen microscopiq ie du *contenu prostatique* peut alors être pratiqué. Quelques cellules épithéliales et leucocytes sont normaux.
Mais, la prostatite peut être affirmée, s'il existe
de *nombreux leucocytes*.

Cette prostatite chronique sera différenciée
de la tuberculose, qui présente des îlots d'induration plus larges, associés à des nodules
épididymaires susceptibles de ramollissement
caséeux.

S'il y a, en même temps, bulbite et cowpé-
rite, on observe de petites éjaculations de
liquide lactescent.

Traitement. Massages de la prostate suivis
de la pose d'un des suppositoires suivants :

> Onguent napolitain....   8 gr. 50
> Extrait de belladone...   0   02
> Beurre de cacao.......   3 gr.

Restent deux manifestations extra-urinaires de la blennorrhagie. Ce sont et la conjonctivite et le rhumatisme.

ε) **La conjonctivite** est due au transport du gonocoque, par les mains du malade, de ses organes génitaux à ses yeux.

Possible chez l'adulte non prévenu, elle est surtout fréquente chez le nouveau-né, dont les yeux s'inoculent au passage du vagin.

Traitement : En ouvrant les paupières, faire attention à la projection du pus. Retourner la paupière supérieure ou placer des écarteurs de Desmarres. Tremper un bourdonnet d'ouate monté sur un stylet dans une solution de nitrate d'argent à $\dfrac{1}{50}$ et cautériser soigneusement les culs de de sacs.

Après quelques instants, ouvrir à nouveau les paupières, l'excès de nitrate s'évacue par les larmes.

Ce traitement est alterné une ou deux fois par jour, suivant la gravité (adulte) avec de grands lavages au permanganate ou à l'oxycyanure à $\dfrac{1}{10.000}$

Ces moyens sont suffisants en l'absence d'ulcérations de la cornée (dépolie). Celles-ci seront adressées au spécialiste.

ζ) **Le rhumatisme blennorrhagique** représente les localisations articulaires de la septicémie gonococcique.

Il éclate le plus souvent au cours d'une urétrite devenue chronique ; il se peut alors confondre avec le rhumatisme articulaire aigu.

Localisations rares, mais caractéristiques : temporo-maxillaire, sterno-claviculaire.

Donc, en présence d'une crise de rhumatisme d'allures subaiguës, on ne manquera pas de pratiquer, chez l'homme, l'expression de l'urètre et de s'informer, chez la femme, d'une leucorrhée suspecte. La vulvite gonococcique n'est pas rare dans les hôpitaux d'enfants.

Le rhumatisme blennorrhagique :	Le rhumatisme articulaire aigu :
Envahit deux ou trois jointures (genou, coude et poignet) et s'y fixe pour longtemps.	Envahit de nombreuses jointures, immobilisées un jour, elles sont libérées le lendemain.
Les symptômes généraux sont atténués.	Les symptômes généraux sont très intenses, 39°, sueurs et urines fébriles.
C. viscérales : absentes.	Très graves (endo-péricardite, pleurésie, rhumatisme cérébral).
	Restitutio ad integrum.
Evolution : vers les adhérences plastiques et l'ankylose.	
Peut suppurer.	Ne suppure jamais.
Traitement : inefficacité du salicylate.	Efficacité héroïque.

CHAPITRE X

URÉTRITES CHRONIQUES.
« GOUTTE MILITAIRE »

La persistance de quelques gouttes de pus s'échappant du méat, au réveil, est le reliquat constant de la blennorrhagie. Cette « goutte militaire » affirme son déclin, non sa guérison. L'urétrite devenue chronique constitue, en effet, une maladie des plus tenaces. D'où l'importance d'un traitement précoce et méthodique.

Interrogatoire : Cette goutte paraît-elle encore plusieurs fois pendant la journée, sous forme de petites éjaculations purulentes, laissant sur la chemise des taches légèrement empesées et jaune vertes ? (urétrite subaiguë). Où, n'y a-t-il plus vraiment, qu'une *goutte intermittente* agglutinant les lèvres du méat au réveil ? Réponses qui indiquent la quantité et la virulence de la goutte.

Si l'urètre antérieur est toujours envahi, il n'en est pas de même de l'urètre postérieur. Son intégrité ou sa contamination jugent la curabilité de la goutte. Pour le savoir, on demandera donc au malade s'il a eu, au cours d'une de ses blennorrhagies, une orchite ou une cystite, preuves d'infection profonde. Son envahissement peut être admis péremptoirement, si le malade a eu de nombreuses blennorrhagies.

On exprimera alors fortement, d'arrière en avant, les diverses portions périnéale, scrotale et pénienne de l'urètre, pour tenter de ramener une goutte au méat. On y parviendra rarement, le malade ayant déjà uriné et, par conséquent, lavé son canal.

A ce premier examen, on ne pratiquera aucune autre exploration du canal.

Pas de passage de boule exploratrice, ni de sonde. Elles risquent d'inoculer de gonocoques l'urètre postérieur jusque-là sain.

Deux lames seront confiées au malade, pour qu'il récolte sa goutte ; il consultera le lendemain matin, sans avoir uriné.

On recherchera immédiatement si l'urètre

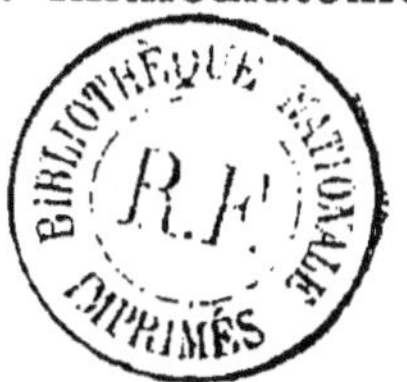

antérieur seul, ou si les deux urètres sont envahis. Il existe deux procédés :

1° Celui des deux verres, selon que le premier seul ou les deux sont troubles.

2° Un moyen plus précis : le gland étant nettoyé avec de l'oxycyanure à 1/100, l'urètre lavé et la vessie garnie avec une solution à 1/2.000 :

Le premier jour, après massage sur Beniqué de *l'urètre antérieur*, on recueille le premier jet.

Le deuxième jour, après massage de l'urètre postérieur et de la prostate, on recueille le deuxième jet. Le microscope répondra.

Si le deuxième verre présente, au milieu d'urines claires, des *filaments* blanchâtres et allongés, qui se soulèvent et tournoient, en remuant avec un agitateur le fond du verre, ces moules muco-purulents des canaux excréteurs des glandes de l'urètre révèlent une urétrite déjà ancienne.

L'urètre exploré enfin, à la boule, présente-t-il quelques brides ou rétrécissements ? L'urétrite est non seulement ancienne, mais l'épithelium kératinisé.

On recherchera alors, par le palper de l'urètre sur Béniqué, les petites nodosités ou infiltrations diffuses de la périurétrite. Manœuvre préliminaire du traitement.

Traitement des urétrites chroniques.

Le miscroscope, par des examens histo-bactériologiques répétés, permet seul un diagnostic précis et un traitement méthodique.

L'examen de la goutte dénote-t-il des *gonocoques intra-leucocytaires ?*

De grands lavages seront faits au per*manganate*, ou mieux, à l'*oxycyanure au 1/2000*, surtout s'il y a des bacilles associés (coli, staphylocoques, streptocoques).

On pratiquera ensuite des instillations ; elles ont pour but de déposer lentement une petite quantité d'une solution concentrée dans l'urètre postérieur. Elles se pratiquent à l'aide d'une seringue et d'un instillateur. La petite seringue en argent, à embout pointu, foré d'un trou fin, s'adapte au pavillon de l'instillateur ; son piston, qui peut fonctionner grâce à une énergique pression des doigts, ne devrait jamais progresser qu'au pas de vis.

La boule de l'instillateur, choisie un peu grosse, permet d'apprécier exactement l'arrivée dans l'urètre postérieur. Une main de quelque expérience apprécie, en effet, la légère résistance du sphincter membraneux et s'arrête immédiatement derrière lui ; c'est-à-dire juste à l'entrée de l'urètre postérieur. On vérifie la situation de la boule par la longueur approximative de l'instillateur restée hors du méat, ou mieux par le toucher rectal. On pousse alors, 3 ou 4 centimètres cubes de solution de nitrate à 1/100 et l'on augmente les jours suivant en tâtonnant jusqu'à 1/50.

Le liquide ne doit pas refluer par le méat (preuve qu'il a été injecté en deçà du sphincter, dans l'urètre antérieur) ; pas plus que la boule ne doit s'égarer jusque dans la vessie.

Ces instillations seront renouvelées deux ou trois fois par semaine, le malade sera prévenu, qu'au début, ce traitement loin de diminuer la goutte, provoque un peu de secrétion. S'il était suivi d'un véritable écoulement muco-séreux, avec gêne au périnée, cuisson à la miction, le titre serait immédiatement diminué et les séances espacées.

Un nouvel examen ne montre-t-il que des diplocoques extra-cellulaires, mais nombreux, le doute est permis. Les recherches seront renouvelées à plusieurs jours d'intervalle et après suspension de traitement. Une urétrite légère sera provoquée par l'épreuve de la bière. Après l'absorption de plusieurs bocks, le malade recueille sa goutte le lendemain et l'apporte. Un lavage prudent avec une solution de nitrate à 1/1.000 est plus sûr.

Les gonocoques persistent parfois avec une désespérante tenacité. On se demandera si une malformation urétrale ne favorise pas cette répullulation incessante : méat étroit, hypospade (lequel facilite singulièrement les récidives blennorrhagiques). Un fin stylet introduit dans l'urètre antérieur y cherchera les diverticules para-urétraux. Les cantonnements électifs du gonocoque sont le cul-de-sac du bulbe et les conduits prostatiques.

On pratique, pendant une quinzaine, tous les deux jours, un grand lavage des urètres avec garnissage de la vessie à l'oxycyanure à

6.

1/2.000, on masse l'urètre sur Beniqué n° 55 ; puis on laisse s'écouler le liquide.

Par contre, il est contre-indiqué d'introduire un cathéter dans l'urètre, tant qu'il y reste des gonocoques et que le premier verre est trouble.

Les *bains locaux à l'eau oxygénée* seront enfin indiqués : on injecte doucement, deux fois par jours, dans l'urètre du malade 4 à 5 centimètres cubes, de la solution suivante :

H^2O^2 à 12 volumes......... 5 à 10 gr.
H^2O distillée............. 95 gr.

Le gland pincé est entouré d'ouate et une ligature, avec un gros fil, placée dans le sillon balano-préputial. L'injection est ainsi gardée de une à trois heures.

Nous avons vu guérir par ce procédé, un peu douloureux il est vrai, des gouttes gonococciques ayant résisté jusque-là à tout autre traitement.

Le mariage peut être permis, malgré quelques filaments, si après les épreuves de la bière et du massage sur Béniqué, plusieurs fois répétés, on ne retrouve pas de gonocoques. Chez la femme il est impossible d'affirmer leur disparition. Le coït doit être précédé, chez celle-ci d'une injection de sublimé ; et chez l'homme, d'une miction.

Les urétrites non gonococciques sont beaucoup plus difficiles à guérir. On voit, en ces cas, une goutte persister indéfiniment, s'exaspérer au moindre excès d'alcool ou de coït, au désespoir des malades (arthritiques), qui se croient incurables et tombent dans une véritable neurasthénie urinaire. La première indication est d'obtenir la suspension temporaire de toute espèce de traitement. Celui-ci. dans l'attente d'une guérison hâtive, a été renouvelé d'une façon trop intensive. C'est ainsi, que les instillations de nitrate, provoquent des exfoliations de la mnqueuse urétrale, insuffisantes par leur action éphémère, à s'attaquer aux épaisses strates de la kératinisation.

Si les urétrites, non gonococciques, peuvent s'observer à la suite d'un coït pendant la période menstruelle ou la grossesse, elles sont le plus souvent des reliquats blennorrhagiques. S'il n'y a plus de gonocoques, c'est que ceux-ci sont digérés dans le pus des rétentions glandulaires ; en effet, on les retrouve le lendemain d'un massage sur beniqué.

Le traitement d'une urétrite chronique, pour être efficace, suppose, avons-nous dit, la connaissance de ses stades histo-bactériologiques, c'est que la paroi urétrale présente les transformations suivantes :

1º *L'épithélium cylindrique*, à un seul rang, de l'urètre normal, se *statifié* en plusieurs.

2º Il se recouvre d'une, puis de *plusieurs couches de cellules plates cornées.*

Cette *kératinisation* forme une coque épaisse difficilement perméable aux substances chimiques. Les culs-de-sacs glandulaires distendus arrivent à être séparés de l'urètre par un centimètre parfois d'épaisseur.

Donc les urétrites chroniques anciennes aboutissent :

1º A la kératinisation et non à l'ulcération.

2º A d'épaisses infiltrations sous-épithéliales.

3º A l'inflammation des glandes péri-urétrales.

Pour dépister la kératinisation ; instiller du nitrate à 2 p. 100 et examiner le premier jet après 6 à 12 heures. *Les cellules kératini-*

sées, prennent, par le picro-carmin, une teinte jaune paille caractéristique.

1° Si l'épithélium n'est pas kératinisé, qu'il n'y ait pas de rétrécissement indiquant une vieille urétrite, qu'il n'y ait pas d'infiltration péri-urétrale, que les glandes de Cowper, de Littre, le buble et la prostate ne présentent pas de foyers d'infection, les lavages et les instilla-tions de nitrate donneront des guérisons défi-nitives.

2° Si l'épithélium est kératinisé, on ordonnera des bains locaux avec la formule suivante, dont le titre sera progressivement augmenté :

Hermophenyl...	} ââ 0 gr. 50. 0 gr. 75 1 gr.
Protargol	
Glycérine.......	30 c.c.
Chl. de cocaïne.	1 gr.
Eau distillée....	1 litre.

3° S'il y a infiltration interstitielle des parois urétrales, les bains locaux précédents ne seront administrés, qu'après dilatation avec un gros Beniqué et massage. L'introduction d'un

Beniqué n° 55 ou 60, produit à lui seul un auto-massage, puisque le lendemain on retrouve dans l'urètre de nombreux leucocytes.

4° S'il y a suppuration glandulaire : le massage digital, qui expurge les culs-de-sacs infectés, doit être pratiqué (Motz). Le microscope vérifiera, que le trouble du liquide de lavage, est bien dû au pus et non à du liquide prostatique et à du sperme.

On se rappellera, enfin, qu'une goutte prolongée précède de quelques années les premiers signes de retrécissement.

(1) V. traitement des urétrites chroniques : Motz. *An. Génito-Urinaires*, 1903.

CHAPITRE XI

CYSTITES CHRONIQUES

Un malade consulte parce qu'il présente des douleurs et de la fréquence des mictions ; il urine cinq à six fois le jour, deux à trois fois la nuit. Cet état se prolonge depuis plusieurs mois. Antérieurement atteint d'une ou plusieurs blennorrhagies, accompagnées d'orchite (preuve de l'infection de l'urètre postérieur) ou de rétention (prostatite), il a pu présenter à ce moment une cystite aiguë, révélée seulement par une douleur et une fréquence plus intenses des mictions. Des instillations ont été prescrites, mais le malade ne s'y est soumis qu'à des intervalles rares et irréguliers.

Les urines sont troubles, contenant du pus et quelques microbes d'ordre banal.

Exploration : l'urètre est perméable.

La vessie : présente peu ou pas de résidu.

Mais très sensible à la mise en tension, elle est de capacité fort diminuée : (80, 60 gr.). Sensible à la pression par les touchers rectal ou vaginal combiné au palper, elle n'est cependant pas épaissie.

La prostate, les épididymes, les reins seront successivement et attentivement examinés, surtout au point de vue de la tuberculose.

Traitement. — Des instillations de nitrate dans l'urètre postérieur et la vessie seront pratiquées tous les deux ou trois jours, pendant trois semaines, interrompues pendant une quinzaine, puis reprises en une nouvelle série.

Si, à cette date, les symptômes persistent sans amélioration appréciable, il y a *cystite chronique*. Celle-ci, aussi fréquente et aussi tenace qu'une urétrite chronique, exige, pour le choix d'une thérapeutique efficace, une connaissance exacte de sa cause. *Il n'en est pas de plus commune que la tuberculose, soit primitive, soit secondaire à une cystite chronique banale.*

Les autres causes de cystite chronique peuvent être para ou intra-vésicales : citons les principales :

La constipation opiniâtre, favorisant le passage des coli-bacilles de l'intestin à la vessie.

Les périurétrites.

La prostatite ; l'expression de la glande ne fournissant qu'une sécrétion sans éléments histo-bactériologiques, la guérison peut cependant n'être définitive qu'à la reprise de son volume normal.

L'urétrite postérieure, surtout.

Les néoplasmes ou calculs vésicaux.

Les diverticules ou cellules de la vessie.

L'évacuation incomplète (rétrécis, tabétiques, prostatiques).

La leucoplasie : kératinisation vésicale analogue à celle des vieilles urétrites.

Ces diverses causes seront décelées par le toucher vaginal ou rectal, la recherche du résidu, l'analyse histo-bactériologique après massages urétro-prostatiques ou lavages légèrement caustiques au nitrate (les cellules kératinisées étant colorées en jaune paille par le picro carmin).

La cystoscopie, si la capacité l'autorise, renseigne d'une façon précise sur le degré de la cystite : ulcération, productions villeuses, plaques leucoplasiques.

7

Le traitement se diversifie avec le diagnostic étiologique :

Les tumeurs seront extirpées, les calculs broyés.

A la rétention incomplète, on opposera les cathétérismes réguliers et au besoin la sonde à demeure.

Aux cystites : verruqueuse, le curettage de la vessie et de l'urètre ; leucoplasique, la destruction des plaques après taille hypogastrique, ces deux interventions étant suivies de drainage et d'instillations prolongées.

Enfin, en cas de cystite ancienne ayant altéré toutes les couches de la vessie, jusqu'à présenter de la péricystite fibro-adipeuse, il n'existe plus qu'un moyen : *la suppression physiologique de la vessie* par une fistulisation permanente (vaginale, périnéale ou sus-pubienne) atténuant les douleurs en supprimant les mises en tension. (1)

---

(1) V. cystites chroniques : Motz et Montfort. *An. Génito-Urinaires*, 1903.
.. Cystites rebelles : Pasteau. 7e session Congrès d'Urologie.

CHAPITRE XII

RÉTRÉCISSEMENTS

Définition : Les rétrécissements sont les diminutions du calibre de l'urètre.

Causes : *A*) Blennorrhagie (le plus souvent).

B) Traumatisme périnéal (quelquefois).

C) Balano-posthite ancienne, ayant provoqué des adhérences jusqu'au niveau du méat (rarement).

A.— Rétrécissements blennorrhagiques.

Les rétrécis sont, en général, des malades jeunes, de quelques années plus âgés, que les blennorrhagiques.

Tel, qui a eu sa première blennorrhagie à 18 ans, consulte pour rétrécissement à 25. Ils ont donc de 25 à 35 ans.

Les rétrécis se présentent sous trois types cliniques :

α) Dysurie avec urines claires.

b) Rétention aiguë complète.

c) Infection, distension et incontinence.

B) — **Dysurie avec urines claires.**

Interrogatoire : Le malade consulte parce qu'il urine, depuis quelque temps, avec des difficultés croissantes.

Il urine plus souvent le jour (action de la pesanteur, dans la station verticale) que la nuit. Un rétrécissement même large, mais multiple, nécessite un effort soutenu pendant toute la miction. (Le prostatique, au contraire, ne pousse qu'au début, pour amorcer).

A toutes les mictions le débit du jet très diminué, a perdu sa force de projection, il tombe lentement et verticalement, parfois réduit au goutte à goutte. Le malade « pisse sur ses bottes ». Des gouttes retardataires mouillent sa chemise, après qu'il a rentré sa verge ; c'est que l'urètre, distendu en une poche passive au-dessus de l'obstacle, laisse lentement filtrer son contenu, à travers la filière rétrécie.

Complétons cette histoire, par les questions suivantes :

Le malade a-t-il eu la blennorrhagie ou a-t-il fait une chute sur le périnée ?

Combien a-t-il eu de récidives et quelle est la date de la première (de 7 à 12 ans auparavant) ?

A-t-il essayé de rompre « la corde » ou pris une injection caustique, manœuvres suivies de l'émission de quelques gouttes de sang ?

Une de ces blennorrhagies a-t-elle duré plus d'un mois et a-t-elle été suivie d'une « goutte militaire » prolongée, témoignant d'une urétrite intense.

Examen des urines : On fera alors uriner le malade et l'on constatera des *urines claires* (contenant souvent quelques *filaments*).

Examen du malade : *L'exploration de l'urètre, à la boule olivaire, confirme seule le diagnostic.*

On doit commencer avec une boule assez grosse, n° 18 ou 20, qui buttera presque infailliblement sur l'obstacle. Les rétrécissements blennorrhagiques sont multiples et d'autant plus serrés, qu'ils sont plus profonds, ils ne dépassent qu'exceptionnellement l'urètre antérieur ; contrairement aux rétrécissement traumatique unique et siégeant indifféremment sur les deux urètres.

Cette grosse boule permettra de dépister les brides de l'urètre antérieur, qui auraient été franchies insensiblement avec un petit explorateur.

La boule arrive sur le rétrécissement et butte, le plus souvent, d'une façon absolue ; il est inutile et dangereux d'insister. Elle ne passera pas et risquerait en déchirant l'urètre, d'amorcer une fausse route.

On prendra, alors, une boule plus petite (de 3 numéros environ) ; elle franchit l'obstacle précédent, mais butte, à son tour, sur un second, plus profond et plus serré.

On peut être amené ainsi à descendre progressivement jusqu'à la bougie filiforme, qui seule, franchit l'obstacle. Le rétrécissement, quelque serré qu'il soit, n'aboutit jamais à l'oblitération complète de l'urètre.

Si la boule a fourni quelques renseignements à l'aller, elle en fournit beaucoup plus au retour, en buttant de son talon sur chaque obstacle : *On ne fait le diagnostic d'un rétrécissement qu'après l'avoir franchi* (Guyon).

Il n'existe qu'une cause d'erreur : c'est le spasme, parfois assez intense, pour interdire le passage même d'un filiforme. On le reconnaîtra à ce qu'il siège plus en arrière, au niveau du sphincter membraneux et cède parfois au passage d'un gros Béniqué.

Le diagnostic du degré est fait simultanément.

Une boule olivaire 8 ou 10 passe-t-elle ? c'est un *rétrécissement large,* qu'il suffira de *dilater*.

Faut-il prendre un filiforme? c'est un *rétrécissement serré,* qui commande probablement *l'urétrotomie interne.*

Le passage d'une filiforme, n'est pas toujours chose facile : on pincera énergiquement, entre le pouce et l'index gauches, le sillon balano-préputial, le gland peut être solidement fixé et attiré en haut, avec force : l'urètre tendu, rectiligne, jusque près de sa partie postérieure, se présente alors favorablement.

Le rétrécissement est cathéterisé avec une bougie filiforme dont l'extrémité « en bayonnette » s'adapte mieux à son orifice excentrique.

Dès qu'elle atteint l'obstacle, tournée en tous sens, elle le tâte, par une série de petites pressions, suivies de retrait, jusqu'à ce qu'un enfoncement facile annonce sa pénétration.

Autant il faut de force dans la main gauche, qui tend la verge, comme pour soulever le bassin, autant il faut de légèreté dans la main droite, qui explore le rétrécissement à la pointe de la filiforme. Sinon, une sensation de déchirure, suivie d'arrêt complet et de douleur, avec apparition de gouttelettes sanglantes au méat, annonceront une éraillure de la muqueuse et l'amorce d'une fausse route.

Si la filiforme a franchi un obstacle serré, même facilement, elle sera *fixée à demeure*. On ne tentera pas de passer à sa place une petite sonde, car non seulement elle ne franchirait pas le rétrécissement, mais la sensibilité du canal, mise en éveil, rendrait impossible le passage même d'une autre filiforme.

Si la tentative a été infructueuse, on essayera le *cathétérisme en faisceau*. La première filiforme étant laissée au voisinage de l'obstacle et maintenue par un aide (pour ne pas s'enfoncer par frottement) on en passe dans l'urètre une deuxième ; celle-ci buttant aussi, est encore

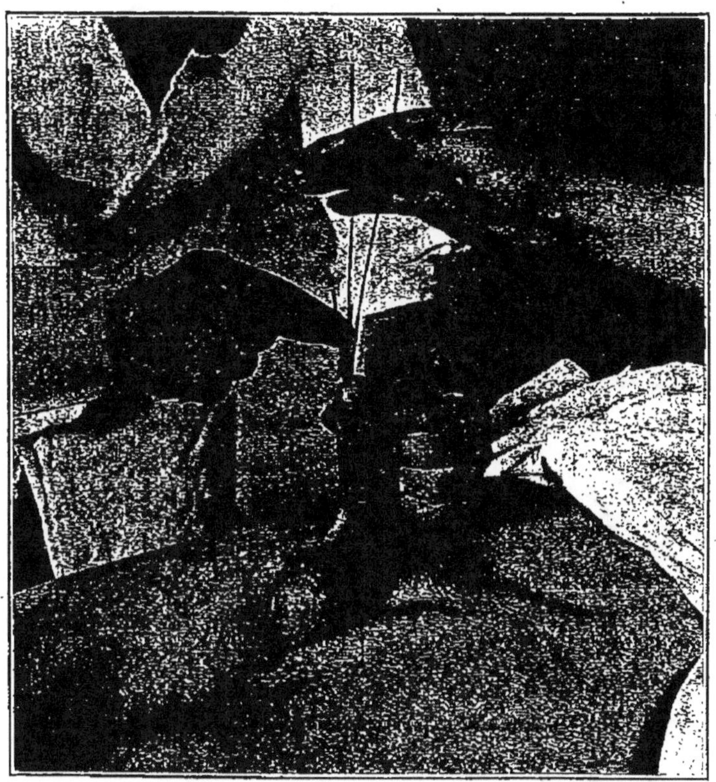

Cathétérisme « en faisceau » d'un rétrécissemen très serré.
Trois filiformes distendent la lumière du canal. Deux d'entre
elles, sont maintenues par un aide, pour ne pas barrer le
chemin. La troisième a pénétré.

maintenue et on en présente une troisième. La lumière du canal étant ainsi déplissée, on tâtonne avec la première, la deuxième et la troisième, l'aide maintenant toujours les deux autres, pour qu'elles ne se barrent pas le chemin. L'une des trois franchit généralement le rétrécissement. Une sensation de liberté complète, lorsqu'on enfonce ou retire la bougie, est le seul signe de pénétration dans la vessie.

On se rappellera, en effet, qu'une bougie ramollie ou vigoureusement enfoncée, se recourbe dans l'urètre en donnant une fausse sensation de cathétérisme ; ménageant, à sa sortie, la surprise d'apparaître plusieurs fois repliée sur elle-même.

Si aucune filiforme n'a pu franchir l'obstacle, on ne s'entêtera pas à vouloir passer quand même, le malade urinant encore seul lorsqu'il est venu consulter. Après un bain chaud et prolongé, suivi de quelques heures de repos, une nouvelle tentative aura plus de chances de succès.

Tout d'abord la filiforme à demeure obture complètement le rétrecissement, mais à son contact, il ne tarde pas à se ramollir et laisse bientôt l'urine filtrer autour d'elle. On

en préviendra le malade, toujours tenté de la
retirer.

Vide-t-il sa vessie ? Telle est l'importante
question à poser en terminant l'examen. Elle
juge l'état de la musculature vésicale en lutte
permanente contre un obstacle chaque jour
plus résistant. L'urètre n'étant pas ici perméable, il est impossible de mesurer à l'aide de la
sonde, comme chez le prostatique, la quantité
d'urines résiduales. On l'appréciera par *le toucher rectal combiné au palper hypogastrique* : le bord culital de la main délimite rapidement la hauteur du globe vésical soulevé,
au-dessus du pubis, par le doigt rectal et
apprécie la quantité du résidu annonçant la
rétention chronique.

Traitement.

Si le *rétrécissement est large, la dilatation* sera commencée. Il n'y a d'ailleurs qu'une
façon de savoir si un rétrécissement est dilatable ; c'est de le dilater. Si *le rétrécissement est
serré,* et non dilatable une filiforme à demeure
constituera le temps préliminaire d'une *urétrotomie interne.*

I. — *La dilatation.*

Est indiquée dans deux cas :

a) Dans un retrécissement assez récent pour être dilatable.

b) Après l'urétrotomie, (8-10 jours) pour obtenir une guérison durable.

Avant toute tentative, un lavage dans la portion perméable de l'urètre est prudent.

Supposons un retrécissement admettant une boule olivaire n° 6.

Première période : Dilatation aux bougies molles.

La dilatation est commencée avec des bougies semi-molles, en gomme n° 5, passées avec les mêmes principes que les filiformes (fortes tractions sur la verge et douceur dans leur progression). Elles sont calibrées au 1/3 de millimètre.

Deuxième période : Dilatation aux cathéters métalliques de Béniqué.

Ceux-ci sont calibrés au 1/6 de millimètre.

Au n° 12 des bougies molles correspond le plus petit Béniqué (n° 24). Il n'en est pas moins prudent d'atteindre le n° 15 ou 20 en bougies, avant de passer le premier cathéter métallique.

Les Béniqués, excellents instruments de dilatation, peuvent donner lieu entre des mains inexpérimentées, à de nombreuses *complications*.

A. *Mécaniques* :

1° La diminution de calibre du rétrécissement, qu'on a tenté de forcer par une dilatation trop rapide ; l'éveil du spasme peut maintenir ce recul pendant plusieurs semaines.

2° *La rétention d'urine*, et même l'anurie passagère, reflexes aussi d'une dilatation trop rapide.

3° *Les fausses routes*, déchirant par une manœuvre violente la paroi inférieure de l'urè-tre. Elles *saignent beaucoup* étant faites en plein tissu spongio-vasculaire. Aussi faut-il arrêter toute tentative, dès qu'une goutte de sang apparaît au méat. Outre qu'elles rendent beaucoup plus difficiles les cathétérismes ultérieurs, elles restent une menace d'infection péri-urétral.

B. *Infectieuses* :

Les rétrécis ayant déjà subi de nombreuses

Pl. VII.

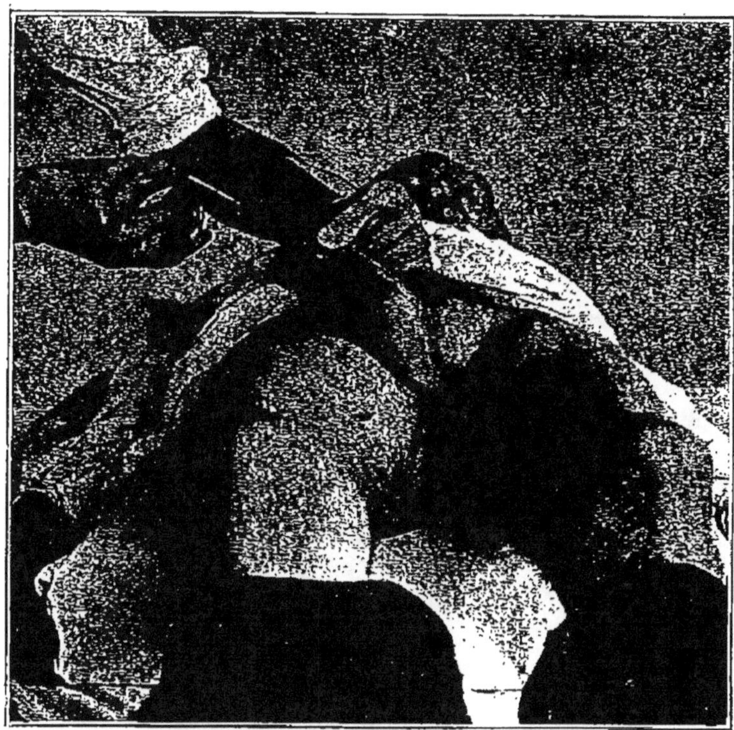

Cathétérisme avec les instruments métalliques (Béniqués, sondes sur mandrins). Le Béniqué tenu parallèle au pli de l'aine, franchit l'urètre antérieur. Il n'est pas enfoncé dans le canal; c'est la verge qui est attirée sur lui. Il ne pourra donc « se coiffer » dans le cul-de-sac, tendu, du bulbe.

Pl. VIII.

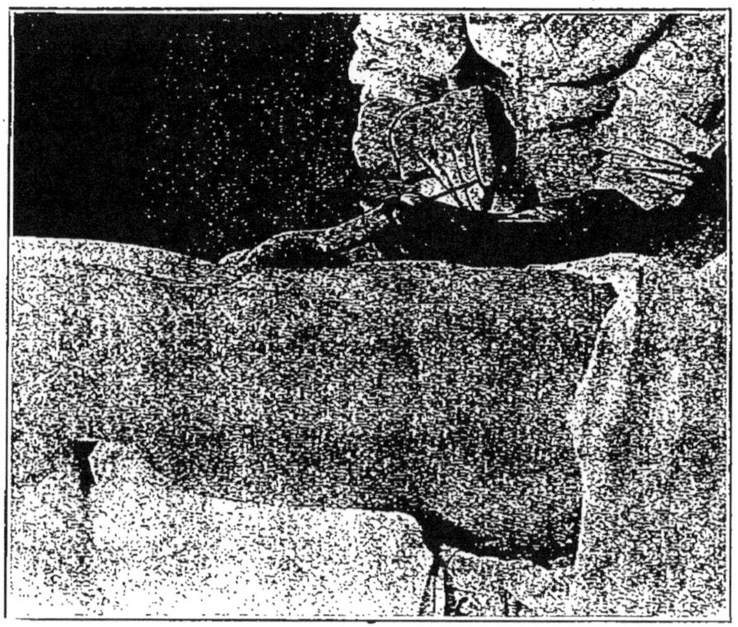

La pointe du Béniqué appuyée sur la paroi supérieure de l'urêtre, est « engagée », sous le Pubis, dans l'urètre membraneux.

Pl. IX.

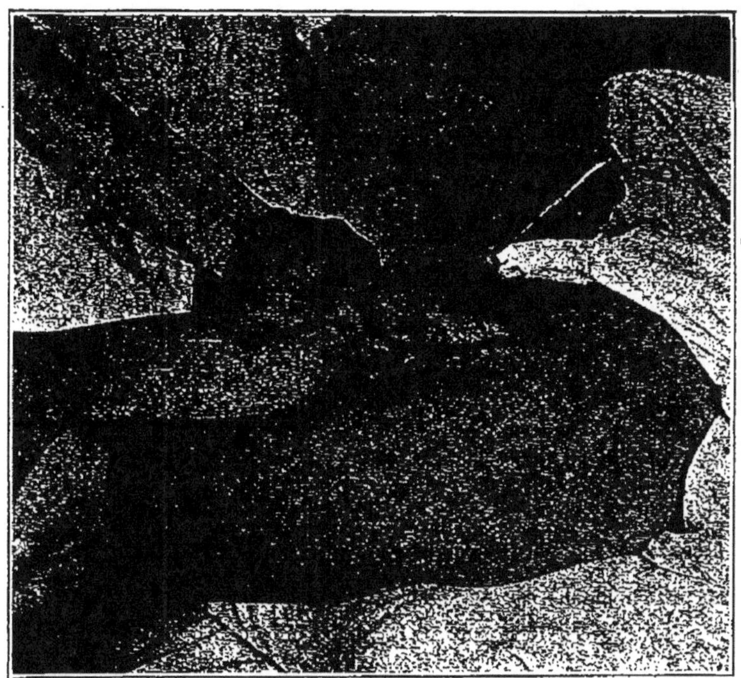

Deux doigts périneaux maintiennent le contact de la pointe du Béniqué
avec la paroi supérieure et aident à sa progression.

Pl. X.

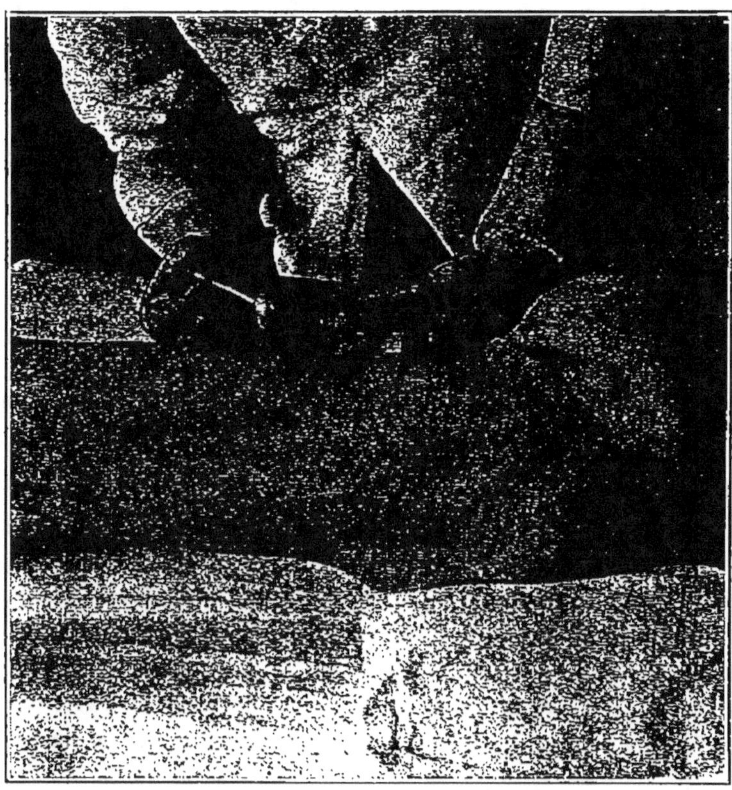

Manœuvre Prépubienne : la main gauche appuyant avec force sur l'hypogastre, refoule les tissus préprostatique. Le Béniqué doit s'abaisser de lui-même.

manœuvres urétrales ont souvent des urines
purulentes. Sans escompter la résistance de
leur jeunesse, il faut redoubler de précautions
aseptiques ; lavage urétral avant et instillations
vésicales après dilatation. Sinon s'observent
des accidents d'infection :

1°) Locale : abcès urineux, *orchite*, prostatite,
cystite.

2°) Générale : Fièvre urineuse.

On se rappellera que les résultats de la dilatation, dynamiques et non mécaniques, sont
dus au simple contact de la bougie et non pas
au forcement du retrécissement. Une filiforme
à demeure, serrée le premier jour, parvient le
deuxième à jouer librement dans le canal. Le
retrécissement est si notablement élargi que le
malade urine aisément et se félicite de sa guérison. Mais ce ramollissement n'est qu'éphémère.

Retenons donc, que les pressions excentriques et violentes du cathéterisme forcé, en
éveillant le spasme, diminuent parfois pour plusieurs semaines, le calibre du retrécissement.
Il en est même, où la dilatation lente ne progresse pas, le canal revenant sans cesse sur
lui-même ; la richesse de l'urètre (comme

de l'aorte) en fibres élastiques, explique ces « rétrécissements élastiques ».

Temps d'introduction des cathéters curvilignes (Béniqués, sondes sur mandrin).

Premier temps.— Traversée de l'urètre antérieur.

Le gland étant solidement saisi par la main gauche, le Béniqué tenu de la droite, est présenté au meat, parallèlement au pli de l'aine. On doit moins enfoncer le Béniqué dans l'urétre, qu'attirer l'urètre sur le Béniqué. Il faut « pouiller » (habiller) le cathéter avec la verge. La fin de ce premier temps est marquée par son arrivée dans le cul-de-sac du bulbe où il butte.

Deuxième temps. — Passage du cul-de-sac du bulbe.

La traction sur la verge étant très forte, le cul-de-sac tendu forme un plan sur lequel glisse aisément la pointe du Béniqué, sans se coiffer.

Troisième temps.— Engagement dans l'entrée de l'urètre membraneux.

Le secret de sa réussite est d'assurer un contact intime avec la paroi supérieure. Verge et cathéter étant ramenés sur la ligne médiane, la pointe de ce dernier est relevée sous le pubis.

Quatrième temps. — Traversée prostatique.

La main gauche fortement appuyée sur l'hypogastre, puis abaissée jusqu'à la racine de la verge, en refoulant avec force les tissus préprostatiques, redresse la courbure urètrale sous-pubienne. C'est la « *maneuvre prébupienne.* »

Le Béniqué s'abaisse presque de son propre poids entre les jambes du malade ; il ne doit pas être poussé par crainte de fausse route. Cet abaissement a pour but de lui faire franchir l'urètre prostatique et non de l'engager dans l'orifice membraneux. Il suit l'engagement, mais ne doit pas sous peine d'échec, le précéder.

La profondeur à laquelle est enfoncé le cathéter, sans rebondir, pour ainsi dire, à l'extérieur et la possibilité de le tourner librement à droite et à gauche confirment l'entrée dans la vessie. Elle s'est réalisée sans à-coups, car « le fameux sentiment de résistance vaincue » n'a jamais été que l'amorce d'une fausse route.

Le Cathétérisme a été fait méthodiquement, chaque temps étant poussé assez à fond, pour préparer le suivant.

Dans les cas difficiles, on commencera par placer un coussin sous le siège du malade, ce qui diminue la courbure de l'urètre prostatique. Puis on s'efforcera de surmonter les deux principaux obstacles :

1° Se coiffer avec la muqueuse lâche du cul-de-sac du bulbe.

2° S'égarer dans les reliefs de la paroi inférieure de l'urètre prostatique.

Dès que l'on butte, il faut d'abord se dégager, c'est-à-dire ramener doucement le bec de l'instrument à quelques centimètres en arrière de l'obstacle dans l'urètre membraneux ou antérieur.

La tension maxima de la verge, jointe à la pression du bec sur la paroi supérieure éviteront, au catheter, de se coiffer. On le présenterait au besoin en se plaçant successivement à la gauche, puis à la droite du malade.

Une main, appuyant sur le béniqué à travers le périnée, maintient plus intime son contact avec la paroi supérieure et aide à sa progression. Un doigt introduit dans le rectum peut, immobile, appliquer l'instrument sur la partie supérieure, ou mobile, progresser simultanément avec son bec.

Les plus petits Béniqués sont les plus contondants pour l'urètre. On ne fera donc, au début, que du *cathétérisme à la suite* : on franchit le rétrécissement avec une filiforme dont l'extré-

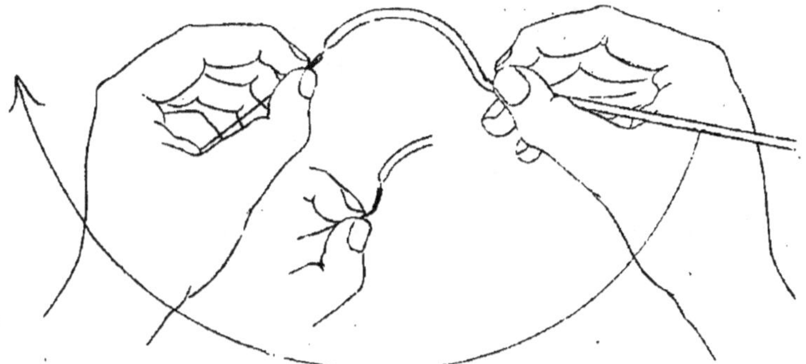

Fig. 29 — *Cathétérisme à la suite* : L'armature de la filiforme est saisie tout près de son pas de vis, par la main gauche immobile ; le Béniqué, tenu comme une plume, est vissé par de grands mouvements circonférenciels. La filiforme saisie au-dessous de l'armature, risque de guillotiner son pas de vis dans le Béniqué.

mité externe est armée d'un fin pas de vis ; on saisit entre le pouce et l'index son armature, tout près du pas de vis et on la maintient solidement immobile. La main droite visse sur elle, la pointe du Béniqué, creusée d'une filière. On s'arrête lorsqu'on sent la filiforme tourner sur elle-même, entraînée par le Béniqué serré à fond ; puis, on vérifie la solidité du pas de vis, en cherchant à séparer la filiforme du Béniqué. Si, en effet, la main gauche, fixe la filiforme au-dessous de son armature, pendant les mouvements circonférentiels de serrage du beniqué, le pas de vis se guillotine à son intérieur et après cathétérisme, le béniqué donne la désagréable surprise de ressortir seul, laissant la filiforme dans la vessie.

Le béniqué, bien que monté sur conducteur, doit être introduit méthodiquement avec ses divers temps. Il n'est pas laissé dans l'urêtre plus de deux à trois minutes.

Dès qu'un beniqué est passé, sans retirer de l'urètre la filiforme, on visse sur elle un numéro plus élevé.

On pratiquera trois séances par semaine, en montant chaque fois de trois numéros. Le dernier numéro de la séance précédente, deviendra le premier de la suivante. On ne les poussera jamais jusqu'au frottement serré. On suspendra la dilatation et on pratiquera quelques lavages, en cas d'écoulement urétral ou de saignement, même légers.

On fera ainsi passer, en trois semaines à un mois, toute la série des béniqués.

Tout retrécissement, serré ou non dilatable, doit subir *l'urétrotomie interne* (1).

Enfin, dilaté ou urétrotomisé, le malade sera prévenu qu'il est atteint d'une maladie chronique et qu'il doit être dilaté à nouveau tous les six mois et parfois davantage, suivant la nature de son retrécissement.

C) — Rétention aigue d'urine.

Interrogatoire : Le malade consulte le matin, en racontant qu'il s'est réveillé la nuit avec l'envie d'uriner, sans pouvoir y parvenir.

Il a fait des *efforts* de plus en plus violents, a essayé toutes les positions, s'est accroupi, a tiré sur sa verge, sans émettre, depuis dix ou douze heures, une seule goutte d'urine.

Les douleurs n'ont pas tardé à apparaître ; devenues vives, elles provoquent une pénible angoisse du malade, qui s'avance courbé, le front baigné de sueurs, portant, avec des plaintes, ses mains à l'hypogastre.

(1) Pour toutes les petites interventions de la chirurgie urinaire (phimosis, corps étrangers, urétrotomie, cystostomie. V. *Technique chirurgicale* du Pr Marion, ou *Chirurgie Génito-Urinaire* du Pr P. Duval.

8.

Le globe vésical, facilement délimité par le palper, est parfois visible à jour frisant.

Le diagnostic de rétention aiguë d'urine s'impose ; reste à dépister sa cause.

C'est un malade jeune de 25 à 30 ans, ayant eu plusieurs chaudepisses, dont la première remonte à 7 ou 8 ans.

Il reconnaît l'existence de quelques troubles dysuriques préalables (retard, jet aminci) et avoue qu'il a fait, la veille au soir, quelques excès d'alcool ou de coït, causes dynamiques (congestion, spasme) de sa rétention. Celle-ci reste un incident, dans l'histoire d'un retrécissement ignoré.

Une retention aiguë est généralement due à 20 ans à une blennorrhagie ; à 60 à une hypertrophie de la prostate et à 30 à un retrécissement.

Exploration : Si on explore à la boule olivaire, qu'elle soit petite, la tentative unique et discrète. Le spasme surajouté au retrécissement étant très intense, s'exaspère au moindre cathéterisme et défend ensuite invinciblement le passage d'une filiforme.

Traitement : Mieux vaut, si l'interrogatoire

fait suspecter un retrécissement, franchir l'urètre d'emblée et par surprise, avec une petite sonde en gomme qui évacuera lentement la vessie, ou une *filiforme laissée à demeure*. Il suffit parfois, que la sonde arrive au contact du retrécissement, pour provoquer une miction spontanée. La filiforme serait au besoin passée, à l'aide du cathéterisme en faisceau. Tel retrécissement paraissant, au début, très serré, sera franchi le lendemain, après la disparition du spasme, par une bougie n° 8 ou 9.

Si, le retrécissement étant très serré et le spasme violent, le cathéterisme est impossible, ce n'est qu'au retour d'un grand *bain chaud prolongé*, dans lequel le malade aura vainement essayé de pisser, qu'on se décidera à une *ponction hypogastrique* indiquée surtout, en cas de fausse route préalable.

Les mains de l'opérateur et l'hypogastre de l'opéré seront minutieusement savonnés à l'eau bouillie et passés à l'alcool, une aiguille de l'aspirateur Dieulafoy sera également flambée ou bouillie. Il est important qu'elle soit assez fine, car on ne sait jamais d'avance si les *urines* contenues dans la vessie sont ou non *purulentes*; il importe donc, que la perforation vésicale soit presque capillaire. La ponction au trocart risque l'infection de la cavité de Retzius.

L'aiguille aseptisée est saisie de la main droite, sa grosse extrémité appuyant dans la paume de la main, l'index repère sur sa tige, suivant l'épaisseur des téguments, la profondeur (5 à 6 centimètres) à laquelle elle doit pénétrer pour atteindre la vessie. L'index gauche placé au ras du pubis, sur la ligne médiane, sert de répère. L'aiguille est alors enfoncée, bien perpendiculairement, en plein globe vésical. A mesure que l'écoulement d'urine se fait, la pointe est abaissée progressivement vers le petit bassin, afin de suivre le dégonflement vesical. Elle est retirée d'un mouvement vif, afin d'éviter au passage, l'inoculation de la paroi. Pansement avec de petits nuages d'ouate superposés et collodionnés.

A la faveur de la décongestion succédant à l'évacuation, le passage d'une filiforme deviendra souvent possible, ce qui évitera de recourir à des ponctions multiples.

Retrécissements compliqués :

1° *De goutte*, s'observe chez les malades dont la première blennorrhagie est assez ancienne pour avoir déjà sclérosé le canal et dont la dernière est assez récente pour garder encore quelque virulence.

Si le retrécissement est assez large pour admettre la boule d'un petit instillateur, on traitera d'abord la goutte, afin que les éraillures de la dilatation n'inoculent pas l'urètre et ne provoquent une rechute.

Si le retrécissement est trop serré, on se contentera d'un lavage de l'urètre perméable, en faisant suivre la dilatation, dès qu'on le pourra, d'une instillation.

2° *D'hypertrophie de la prostate.*

Il est fréquent de voir un retrécissement contre lequel luttait efficacement une musculature vésicale hypertrophiée, donner signe d'existence, lorsque l'âge l'affaiblit et lui oppose un deuxième obstacle : l'hypertrophie.

C'est au hasard d'une exploration chez un malade étiqueté prostatique, que la boule se heurte à des brides ou anneaux multiples et serrés.

Le retrécissement sera traité avant l'Hypertrophie.

D) Infecté, distendu et incontinent.

Interrogatoire : C'est un rétréci âgé, dont la première blennorrhagie remonte à 20 ou 30 ans. Il a donc un rétrécissement ancien, ignoré ou négligé, pour lequel il n'a jamais été dilaté, pas du moins d'une façon complète et prolongée.

Il est tôt ou tard menacé de 2 *complications graves* : *l'infection et la rétention chronique, sans, puis avec distension.*

Le facteur important d'infection : c'est le cathétérisme. Une ou plusieurs rétentions aiguës ont-elles donc nécessité des sondages?

L'infection spontanée, chez un vieil urinaire étant possible, mais rare et tardive.

La purulence des urines est le signe capital de la *cystite* du rétréci ; la fréquence et les douleurs sont minimes ; « C'est, dit M. Guyon, un incident plutôt qu'une complication ». Il en est de latentes.

Il est rare que ses poussées aiguës soient assez intenses pour provoquer *la fausse incontinence*. (La capacité est en ce cas si diminuée, que le réservoir vésical est physiologiquement supprimé. Le malade urine à chaque instant *involontairement, mais consciemment*. C'est un besoin impérieux, qu'il n'a pas le temps de satisfaire proprement.)

Cette vessie, que l'âge et une lutte permanente sclérose et force, d'infectée devient bientôt distendue. Après la miction, stagne dans son bas-fond *un peu de résidu. Cette vessie ne se vide donc plus. Il y a rétention chronique sans distension*.

La sensibilité de l'urètre postérieur et de la vessie s'étant émoussée, l'avertissement de la mise en tension disparaît, la vessie énormément distendue ne ressent plus le besoin de miction, quelques gouttes sont regurgitées, à travers son sphincter, *involontairement et inconsciemment : incontinence vraie* ou *rétention chronique avec distension*. Cette dernière, en rendant possible la généralisation urétéro-pyelorénale de l'infection, jusque-là vésicale, est un arrêt de mort à brève échéance. Très tardive, après les rétrécissements blennorrhagiques, qui sont d'évolution lente, elle est très rapide après les rétrécissements traumatiques.

Toute cystite étant apyrétique, l'apparition de fièvre révèle une infection périprostatique ou ascendante. L'anorexie, la langue sèche, blanche au centre et rouge sur les bords « langue des urinaires », l'atteinte de l'état général, sont des signes alarmants, dont l'entourage doit être prévenu.

Traitement : Un vieux rétréci infecté (urines purulentes) *et distendu présente-t-il de la fièvre ?* il doit *subir d'urgence l'urétrotomie interne.* La sonde à demeure, en permettant de copieux lavages au nitrate et en drainant largement la vessie, est la chance ultime, mais non certaine, de sauver le patient d'une septicémie foudroyante. Chez ces grands infectés, si la sonde à demeure ne donne pas de succès, la cystostomie n'en donnera pas davantage.

Le passage préalable d'une filiforme est-il impossible (rétrécissement très serré, malade plusieurs fois urétrotomisé), un spécialiste sera mandé, en toute hâte, pour pratiquer l'urétrotomie externe.

E*)* **Retrécissements traumatiques.**

Cas légers : Interrogatoire. Un malade présente, à la suite d'une rupture « de la corde » ou d'un faux pas du coït, une difficulté ou une impossibilité passagère d'uriner.

Des gouttes de sang sont apparues au méat et les premières mictions ont été douloureuses.

Examen : Après quelques heures, la racine de la verge est le siège d'une tuméfaction légère

L'urètre peut être exploré à la boule olivaire, en s'arrêtant doucement sur l'obstacle.

Traitement : Si la miction est difficile, mais spontanée, s'abstenir. Si elle est impossible, Une sonde sur mandrin courbe passera, généralement, en suivant la paroi supérieure indemne.

Cas graves. Interrogatoire : Un homme a fait une chute à califourchon sur la région perinéo-bulbaire ou présente une fracture de la branche ischio-pubienne ayant intéressé son urètre membraneux. L'urétrorrhagie a été copieuse, la rétention est complète.

La tumeur périnéale est volumineuse. Cette plaie contuse de l'urètre, constitue un foyer à la fois, fermé à l'infection extérieure par l'intégrité de la peau et ouvert à l'urine par la déchirure du canal.

Traitement : Sans attendre l'apparition de frissons et de fièvre, *préférez le bistouri à la sonde et incisez d'emblée* le périnée. Le gros hématome est détergé ; une sonde urétrale, guidée dans la plaie, sur un doigt qui l'applique contre la paroi. supérieure, cherche à cathétériser le bout postérieur, sinon le malade urinera spontanément dans un vaste pansement humide.

Surtout ne pas chercher à réunir les deux bouts de l'urètre ; mais, les fixer simplement à la peau. Cette urétrostomie se fermera parfois d'elle-même, ou sera comblée par une *urétroplastie ultérieure*. Reconstituer la paroi inférieure de l'urètre avec la peau du périnée, est souvent le seul moyen d'éviter un rétrécissement (1).

(1) Voir Mémoire, couronné par l'Académie, de Pasteau et Iselin.

Sinon *en quelques semaines se constitue un rétrécissement traumatique* très serré et bientôt *infranchissable* ; *en quelques mois apparaissent la distension et l'incontinence vraie.*

Ces malades seraient, en ce cas, adressés à un spécialiste qui pratiquerait une urétrotomie externe.

CHAPITRE XIII

INFILTRATION D'URINE

Interrogatoire : Un malade, porteur d'un rétrécissement ignoré, mais certifié par l'aveu d'une ancienne blennorrhagie, atteint encore de fausse route, ou même de rupture de l'urètre, éprouve après quelques troubles dysuriques une sensation de gêne et de tension au périnée.

Examen : Après 48 heures, le périnée examiné dans la position de la taille les cuisses relevées, apparaît gros, mou, œdémateux ; bien que la peau ait conservé sa coloration normale ; le doigt, qui la presse, y imprime son godet. C'est la *Première période, d'œdème blanc et indolore.*

Très rapidement, l'œdème gagne le scrotum,

qui déplissé, luisant et rosé, acquiert le volume d'une tête de fœtus ; la verge est déformée, le prépuce extraordinairement distendu. Endigué par l'aponévrose moyenne, engainant le transverse profond, cet œdème respecte la région anale et la face interne des cuisses, il se propage au contraire aux aines, à l'hypogastre et jusqu'aux fosses iliaques. Le perinée, alors devenu dur, douloureux, sillonné de traînéss lymphangitiques rosées, est soulevé par une tumeur médiane, étendue de la racine des bourses à l'anus. C'est la *Deuxième période d'œdème rosé et douloureux.*

Le diagnostic s'impose, : *infiltration d'urine*, ou mieux *périurétrite diffuse.*

Si l'on n'intervient pas, des phlyctènes gonflées d'une sérosité roussâtre apparaissent, une crépitation fine témoigne de la gangrène profonde, la peau se marbre de taches cuivrées, puis noirâtres, qui s'escharifient en de larges pertes de substance, provoquant la hernie des testicules, la destruction de la verge et d'interminables fistules... dans les cas heureux.

Etat général : La fièvre minime, au début, monte vite à 39°, 40°, avec l'apparition de l'œdème périnéal. Un ou plusieurs frissons, des nausées, des sueurs profuses, l'adynamie profonde, la langue rôtie annoncent une septicémie rapide et souvent mortelle.

L'infiltration d'urine ne saurait guère être confondue qu'avec l'œdème de l'anasarque ; mais celui-ci est toujours généralisé, en particulier aux malléoles.

Penser à un phlegmon superficiel serait méconnaître singulièrement la pathologie de la région.

Nous ne croyons plus aujourd'hui, qu'un retentionniste déchire, dans un effort de miction, la poche urétrale sus-jacente à un rétrécissement et « pisse dans son périnée ». Car la théorie microbienne nous a démontré, que dans un urètre, traversé par des urines infectées, la moindre érosion devient cause d'infiltration c'est-à-dire, de phlegmon diffus péri-urétral.

Traitement : L'infiltration commande d'urgence, sous menace de septicémie, une incision immédiate et très large.

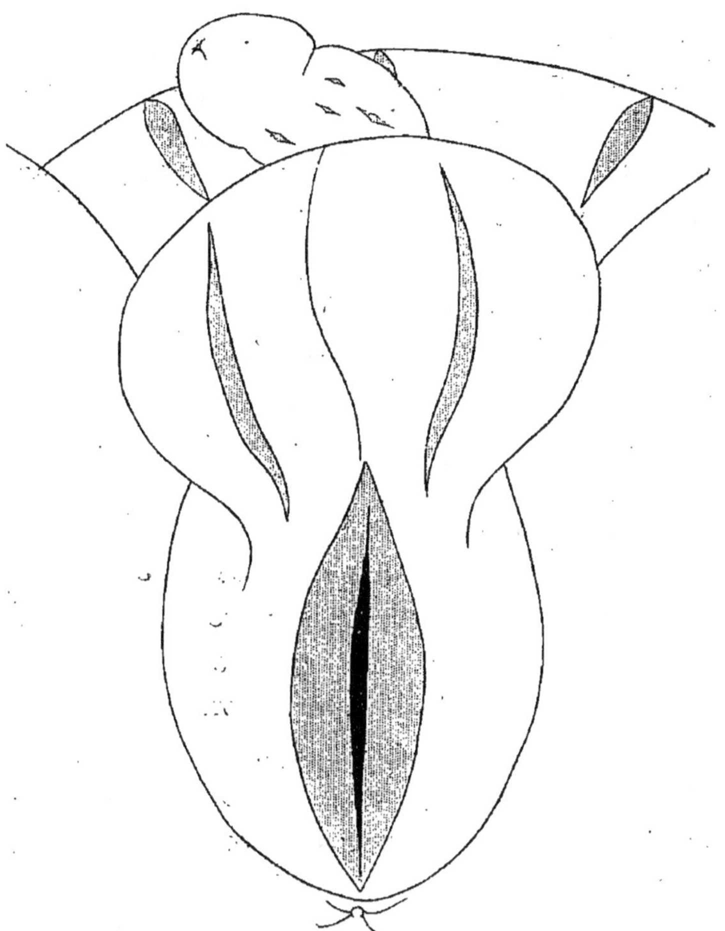

Fig. 30. — *Infiltration d'urine*. : incision périnéale-médiane,
longue (de la racine des bourses à l'anus), « véritable vulve » et profonde (aucun danger d'intéresser l'urètre séparé du bistouri par la nappe de
sérosité.)
Incisions superficielles du scrotum, des régions
inguinales et hypogastrique. Mouchetures sur
la verge ou incision médiane dorsale et décolle-
ment de la peau « avec le dos du bistouri ».

1° Inciser le phlegmon périnéal.

Le malade étant placé dans la position de la taille, la région périnéo-scrotale rasée, savonnée et aseptisée ; l'anesthésie obtenue par quelques gouttes de chloroforme ; on pratique sur la ligne médiane une longue incision allant de la racine des bourses à l'anus : ce doit être « *une véritable vulve* ». Le bistouri, après avoir incisé 4 à 5 centimètres de tissus cellulaire lardacés, ouvrira largement l'aponévrose superficielle. Il n'y a pas danger de blesser l'urètre, car il est toujours séparé du bistouri par la nappe de sérosité ; il est donc inutile de le cathétériser préventivement. Le pus, maintenu, sous pression, à travers les interstices musculo-aponévrotiques, gicle à distance ; il est d'odeur infecte.

Le doigt introduit dans la poche détruit les brides celluleuses, qui la cloisonnent et constate souvent qu'elle est latérale.

L'incision médiane étant très longue, inutile de faire des contre-incisions au périnée ; mais deux autres seront menées superficiellement sur le scrotum. Elles ne doivent pas intéresser la vaginale, sous peine de hernie des testicules. Les mouchetures évacuent la sérosité de la verge ; d'autres incisions seront faites au-dessus du pubis, intéressant peau et tissu cellulaire ; on n'entamera pas l'aponévrose, car les traînées lymphangitiques sont toujours superficielles.

Il vaut mieux pécher par excès que par défaut. On évitera cependant les vaisseaux périnéaux et on ne rapprochera pas les incisions au point de provoquer le sphacèle des ponts intermédiaires. Les tissus congestionnés saignent abondamment, quelques ligatures auront facilement raison de cette hémorrhagie.

Un grand lavage à l'eau oxygénée coupée d'eau bouillie est indiqué, car le pus contient nombre d'anaérobies.

Des drains seront passés avec un clamp d'une incision à l'autre, et les plaies tamponnées à la gaze mollement tassée et sèche, à cause du suintement sanguin. Une épaisse couche d'ouate hydrophile les recouvre, le malade émettant tout ou partie de ses urines par la plaie périnéale.

Un large pansement humide sera fait dès le jour suivant. 4 à 5 jours plus tard les plaies rosées et bourgeonnantes sont en voies de rapide cicatrisation ; d'où l'importance des longues incisions, laissant aux décollements profonds le temps de se combler avant la réunion de l'épiderme.

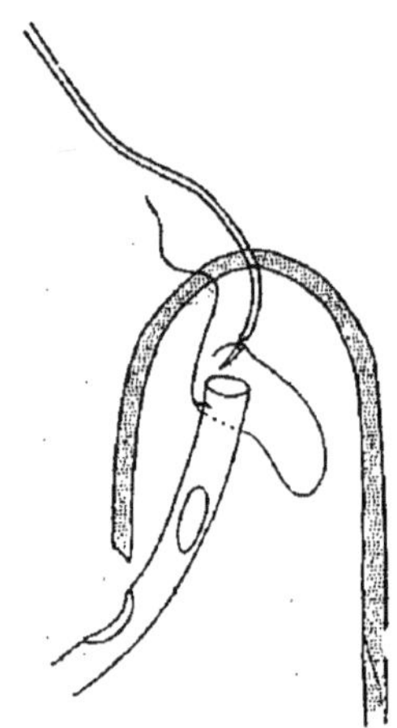

Fig. 31. — *Technique du drain « au plafond »*. Fond de la poche. Aiguille. Drain suspendu par le crin.

Si la poche périnéale est volumineuse et unique on pourra fixer « un drain au plafond ». Un crin étant préalablement lié à l'extrémité d'un gros drain, l'index gauche est introduit dans le fond de la poche, l'aiguille courbe est enfoncée près de la branche ischio-pubienne et sa pointe ramenée dans la poche sur l'index. Un des chefs du crin est ainsi chargé, puis ramené à l'extérieur, le deuxième est passé à un centimètre plus loin et les deux chefs tirés à l'extérieur et liés sur un bourdonnet suspendent le drain au « plafond » de la poche.

2° S'occuper de l'urètre :

Si l'infiltration constitue une urgence pour l'incision, le rétrécissement en reste souvent la cause. *S'il est contre-indiqué* d'explorer le canal, à plus forte raison *de pratiquer l'urétrotomie au moment de la tuméfaction périnéale*, par crainte d'ouvrir une brèche urétrale au milieu d'un foyer septique ; il est formellement recommandé de le faire cinq ou six jours après, sous peine de récidive.

CHAPITRE XIV

ABCÈS URINEUX

Un ancien blennorrhagique présente une petite tumeur périnéale, médiane, généralement symétrique, du volume d'une noix verte, plus adhérente à l'urètre qu'à la peau ; plus rénitente que fluctuante, car elle sous-tend l'aponévrose superficielle.

Les bruyants symptômes généraux de l'infiltration sont ici atténués : *c'est un abcès urineux*. Il est à celle-ci, ce qu'est le phlegmon circonscrit au phlegmon diffus. Il y peut verser, comme l'annonce l'œdème précoce du scrotum ; mais s'ouvre souvent dans l'urètre, donnant lieu, après l'incision, alors trop tardive à une fistule urineuse.

Ces abcès urineux sont le plus souvent des bulbites, cowpérites ou littrites suppurées.

Le diagnostic n'est à faire qu'avec l'abcès de la marge de l'anus : sans connexions avec

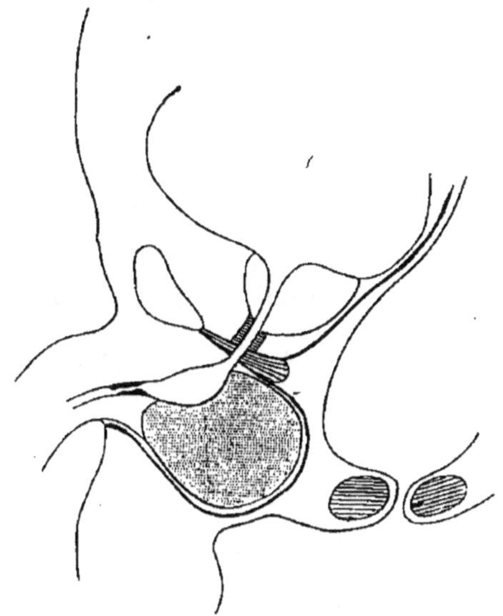

Fig. 32. — *Abcès urineux* développé autour de la poche de distension, sus-jacente à un rétrécissement.

l'urètre, il est situé en arrière de la ligne bi-ischiatique, et plus ou moins saillant dans l'ampoule rectale.

TRAITEMENT

1° Une incision médiane, précoce et longue.

2° Après quelques jours, traitement de l'urètre.

CHAPITRE XV

PÉRI-URÉTRITE CHRONIQUE
OU TUMEUR URINEUSE

Certains malades, chez lesquels l'abcès urineux a été ouvert, sans que le rétrécissement
soit traité, gardent un fistule urineuse inter-
minable. Son trajet s'indure, s'épaissit en des
masses fibreuses et élastiques, d'une dureté
parfois ligneuse Creusées d'une cavité centrale,
elles débouchent à l'extérieur par un ou plusieurs orifices, difficiles à cathétériser avec des
bougies fines.

Observés surtout sur l'urètre pénien, ils ne
sauraient être confondus avec des nodules tuberculeux, dont ils n'ont, ni le siège, ni l'évolution caséeuse.

Traitement : 1° Rétablir par une urétro-tomie interne la perméabilité de l'urètre.

2° Extirper la masse fibreuse et reconstituer l'urètre par une opération plastique, qu'il sera consciencieux de réserver à un spécialiste.

CHAPITRE XVI

PROSTATIQUES

A. — Dysurique a urines claires

Interrogatoire : C'est un malade âgé d'une cinquantaine d'années, qui consulte parce qu'il urine plus souvent, le jour et surtout la nuit (5 à 6 fois) : *fréquence nocturne des mictions.* Il attend les premières gouttes quelques minutes au-dessus du vase : *retard des mictions* ; pousse, ce qui accroît la congestion prostatique et, à l'inverse du rétréci, urine d'autant moins qu'il pousse plus fort : *dysurie.*

Le retour de quelques érections congestives est à signaler.

Cette histoire sera complétée par l'interrogatoire suivant :

Quel est l'âge du malade ? La date de ses premiers symptômes ?

A-t-il eu déjà une rétention complète ?

Un peu de sang colore-t-il les dernières gouttes ? (témoignage d'efforts assez violents).

L'énumération de ces troubles fonctionnels pourrait faire croire à un rétréci ou à un médullaire :

Est-ce donc un urinaire d'une trentaine d'années, avouant une ou plusieurs blennorrhagies antécédentes? Sa fréquence, en rapport avec la pesanteur, est-elle diurne et non nocturne ?

Un effort soutenu pendant la miction lui est-il nécessaire ? et est-il efficace ?

Vérification sera bientôt faite par la boule olivaire des brides ou anneaux espacés dans son urètre : *C'est un rétréci.*

Est-ce au contraire, un ancien syphilitique de 40 ans, présentant déjà quelques signes de tabes (abolition des réflexes rotuliens, douleurs fulgurantes, troubles oculaires) ?

La miction nécessite-t-elle de violents efforts dans l'attitude accroupie et s'accompagne-t-elle de défécation? *C'est un médullaire.*

Ces questions ayant suffi à écarter ces hypothèses ; on fait uriner le malade dans un verre. Les urines sont claires, il n'a donc été sondé qu'exceptionnellement et proprement.

Examen du malade : Exploration de l'urètre, de ses obstacles possibles et de leur siège, avec une boule olivaire assez grosse.

Passage d'une sonde du numéro correspondant au plus élevé ; une grosse sonde ayant, dans l'urètre prostatique qu'elle déplisse et tend, moins de chances de s'égarer. Son calibre est moins important que la forme de son extrémité.

L'*instrument de choix est la sonde à béquille*. Elle seule suit fidèlement de son bec, la paroi supérieure de l'urètre toujours indemne, vrai fil conducteur pour arriver à la vessie. C'est dire qu'il n'est pas de plus mauvaises sondes, de plus destinées aux fausses routes, que les sondes droites, bien plus facilement acceptées du malade.

Au bec de la sonde correspond l'index doré du pavillon ; celui-ci devra donc être tenu en haut pendant toute la traversée urétrale.

A l'entrée de la sonde, s'il ne s'écoule que quelques gouttes, on concluera à *l'absence de résidu*, c'est-à-dire à une *bonne vessie*.

S'il y a, au contraire, résidu, on notera sa *quantité et sa qualité (clair ou trouble)*.

La capacité vésicale sera prise.

Pendant que le liquide s'écoule, examinons la force de projection du jet. Il tombe bientôt en bavant, au lieu d'être maintenu par une musculature élastique et forte : *la contractilité vésicale* du prostatique est toujours *affaiblie*.

La sonde « au point », on la repère entre le pouce et l'index, au niveau du méat. *On mesure*, en la retirant, *la longueur de l'urètre*, toujours augmentée par l'allongement de la portion prostatique. Au lieu des 16 centimètres normaux, sur lesquels 3 centimètres appartiennent à la prostate normale, on comptera 20, 25, 30 centimètres et même plus ; l'urètre prostatique mesure donc à lui seul 7, 12, 17 centimètres. La sonde, pour atteindre la couche d'urines, doit être enfoncée jusqu'au pavillon. C'est le premier moyen d'exploration directe de la prostate.

La vessie étant vide, on pratiquera le *toucher rectal*. Le doigt rencontrera une *prostate hypertrophique, de consistance uniformément molle*. Il appréciera son volume par sa saillie rectale et par l'élévation, au-dessus de

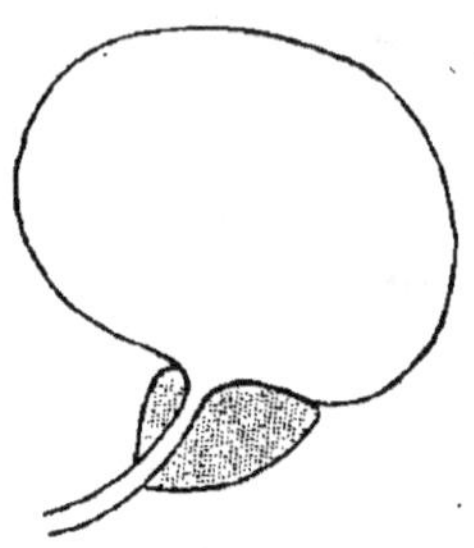

Fig. 33. — *Prostate normale.*

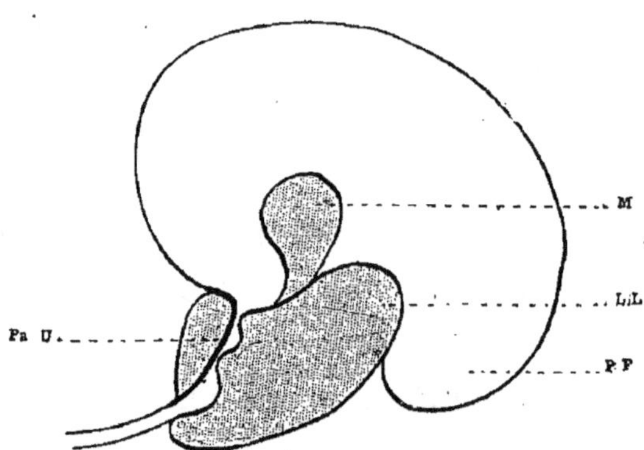

Fig. 34. — *Prostate hypertrophiée.*
B. F. Bas Fond de la vessie disten-
due.
L. L. Lobes latéraux.
L. M. Lobe médian.
P. A. U. paroi antérieure de l'urètre
indemne.

l'anus, de sa base devenue difficile ou impossible à atteindre.

Sa saillie urétrale, déjà connue, lui sera comparée.

Telle prostate, saillante dans le rectum, ne l'est pas dans l'urètre et inversement.

Deux moyens d'exploration mesurent enfin son relief intra-vésical :

C'est d'abord le *palper combiné au toucher* ; il permet de saisir la prostate entre la main abdominale et le doigt rectal, de mesurer avec un, deux, ou même trois travers de doigts son relief sus-pubien. Manœuvre particulièrement facile sur les périnés minces, à grosses prostates.

C'est ensuite le *cathéter métallique*. Le seul fait de sa pénétration grâce à un refoulement énergique des tissus pré-prostatiques et à un abaissement considérable du manche de l'instrument, décèle un relief prostatique volumineux, remonte et projette en avant le col vésical. De plus, le cathéter étant tourné, le bec en bas, derrière les lobes droit, gauche ou moyen, on repère sa tige au méat et on le fait contourner à petits coups le relief des divers lobes, la tige sort d'une certaine longueur,

facile à mesurer lorsque le cathéther, perdant
tout contact, est ramené le bec en haut dans
l'altitude de sortie de la vessie.

L'augmentation de longueur de l'urètre, l'exploration au cathéter et le toucher rectal joint,
au besoin, au palper combiné, permettent donc

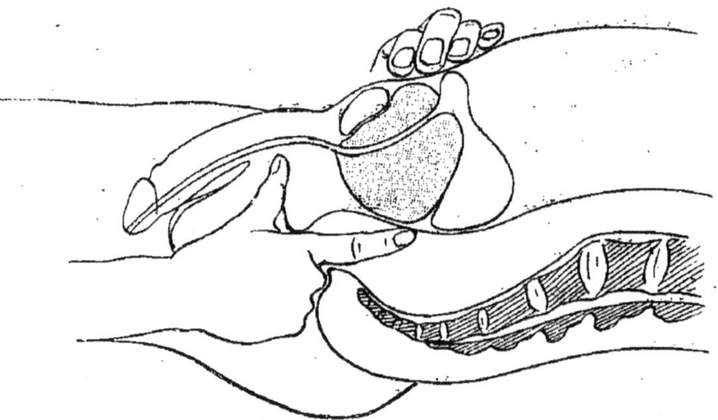

Fig. 35. — Appréciation par *le toucher rectal combiné au
palper* des saillies rectale et hypogastrique
(deux travers de doigts) d'une hypertrophie de
la prostate. Vessie vidée, mais présentant un
énorme bas-fond ; allongement de l'urètre prostatique.

une estimation précise des saillies urétrale, vésicale et rectale d'une prostate et par conséquent
de son volume.

L'examen cystoscopique des saillies endovésicales est surtout précieux au point de vue opératoire.

Il faut savoir cependant, qu'il existe quelques malades présentant les troubles dysuriques du prostatisme, sans hypertrophie apparente de la prostate. Ce sont des prostatiques sans prostate. Ils n'en sont pas moins justifiables du traitement.

Traitement : *A la première période*, il doit surtout se réduire à des *précautions hygiéniques* :

Le prostatique évitera soigneusement les repas copieux, les libations (vin blanc, alcool) et le coït, causes fréquentes de la première rétention. Il en est de même de la retenue volontaire de l'urine (spectacles, voyage). Le repas du soir sera très léger ; le malade marchera quelques instants dans sa chambre avant de se coucher ; il fera de même, s'il est réveillé la nuit par une envie d'uriner, qui tarde à se produire. Le régime ne sera pas exclusivement lacto-végétarien. La constipation sera évitée.

Contre la fréquence, le repos est efficace. Contre la dysurie et les besoins impérieux, le malade, après avoir uriné et pris un grand lave-

ment chaud, conservera un petit lavement de
150 grammes d'eau bouillie, additionnée de
1 gramme d'antipyrine et de dix gouttes de
laudanum. Il peut être remplacé par un sup-
positoire belladoné.

*Surtout on retardera le plus possible les
sondages*, cause fatale d'infection, surtout
entre les mains du malade (cystite, orchites
suppurées, etc...)

B. — EN RÉTENTION AIGUE

Le malade se présente avec tous les signes
de l'angoisse vésicale. La palpation de l'abdomen décèle le globe vésical. L'âge, à lui seul,
doit faire suspecter l'hypertrophie prostatique,
bientôt confirmée par l'interrogatoire.

Interrogatoire : Ce malade a fait la veille,
« on lui souhaitait sa fête » un dîner copieux,
arrosé de vin blanc et après quelques heures de
sommeil, il s'est trouvé dans l'impossibilité complète d'uriner.

La rétention est apparue, après un long
voyage en chemin de fer, pendant lequel le
malade s'est retenu d'uriner (Rétention de

wagon). N'a-t-il pas eu déjà, d'autres crises de rétention et quelle est la date de la première ?

En tous cas, il présentait depuis quelques temps déjà, les tro.bles dysuriques d'un prostatique (fréquence nocturne des mictions, retard des premières gouttes).

Une rétention aiguë est due, nous le répétons : à vingt ans, à une prostatite blennorrhagique ; à trente ans, à un rétrécissement et à cinquante, à une hypertrophie de la prostate.

Examen : l'exploration de l'urètre, si on la croit nécessaire, doit être unique et discrète, afin de ne pas exagérer le spasme sphinctérien surajouté. La boule exploratrice, d'un numéro moyen, pourra s'arrêter dans l'urétre antérieur s'il y a coïncidence de retrécissement ; s'arrêter dans la région périnéo-scrotale, si elle se coiffe dans le cul-de-sac du bulbe, ce que confirmeront la longueur de la tige introduite dans le canal et la palpation de la boule par le périnée.

La boule, enfin, ayant pénétré dans l'urètre postérieur s'arrète t-elle presque à l'entrée de la vessie ? c'est qu'elle s'égare parmi les saillies prostatiques. De par sa direction rectiligne, elle butte infailliblement sur tous les obstacles de la paroi inférieure.

Si, par hasard, on était appelé tout au début de la rétention, alors qu'elle n'a pas un caractère tellement angoissant, qu'il faille une intervention immédiate, on ordonnerait au malade un grand bain chaud et prolongé, dans lequel il peut parvenir à pisser spontanément.

Force sera le plus souvent de le sonder.

Pour sonder un prostatique, en rétention, deux causes d'échecs, dus à des manœuvres intempestives ou brutales, sont à éviter. Ce sont :

1° D'exagérer le spasme sphinctérien surajouté :

2° De créer des fausses routes. Celles-ci sont d'autant plus à craindre que le malade réclame avec énergie un rapide soulagement.

On n'oubliera jamais que, chez le prostatique, plus encore que chez tout autre urinaire, *c'est le contact ininterrompu du bec de la sonde sur la paroi supérieure, qui conduit à la vessie.*

Après une traction énergique de la verge destinée à tendre l'urètre et en particulier le cul-

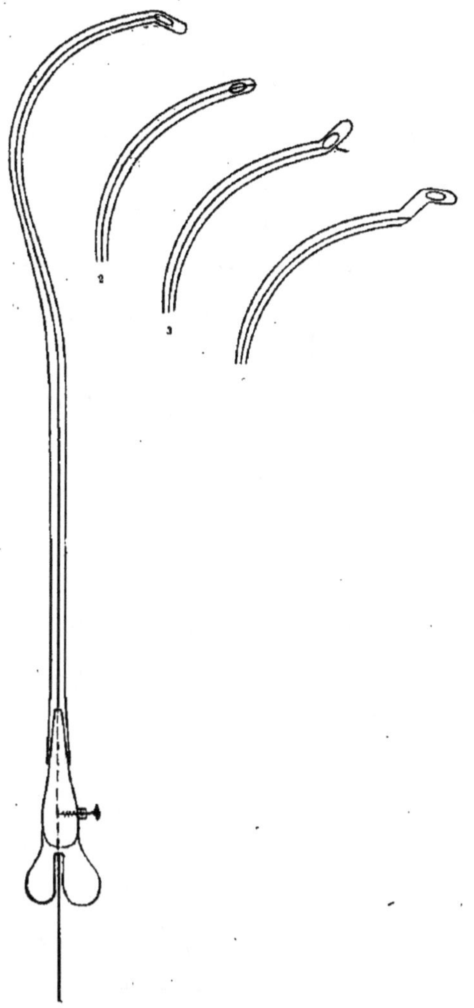

Fig. 36. — *Ajustage du mandrin.*
1. Mandrin bien ajusté, il affleure l'œil de la
sonde.
Mandrins mal ajustés :
2. Enfoncé à fond, il supprime l'avantage de la
bequille.
3. Il pointe à travers l'œil et risque de dilacérer
l'urètre.
4. Trop court, il laisse l'extrémité molle.

de-sac du bulbe, on essayera de passer une sonde béquille moyenne. Celle-ci, de son dos arrondi, aborde et soulève l'obstacle, pendant que son bec s'insinue le long de la paroi supérieure. Il est de rigueur de ne pas appuyer ; la sonde doit tâter l'obstacle et, tournée légèrement sur elle-même, chercher le pertuis dépressible, où elle s'enfonce facilement.

Si la sonde ne passe pas, c'est que, malgré sa béquille, elle butte encore et toujours sur la paroi inférieure. On l'armera alors d'un mandrin.

Il en existe deux :

1º Le mandrin courbe qui donne à la sonde la forme d'un béniqué et qui passe, dit M. Guyon, 9 fois sur 10.

2º Le mandrin coudé, qui ajoute à la béquille de la sonde une nouvelle coudure.

Prenons d'abord le mandrin courbe, huilé et introduit dans la sonde : il doit y être « mis au point ». Trop enfoncé, il fait disparaître la béquille de la sonde, précieuse, car, ajoutée à la courbure du mandrin, elle suit plus intimement encore la paroi supérieure.

Pas assez enfoncé, le mandrin laisse libre et molle une portion trop longue de la sonde, qui

obéit mal et risque de se plier. L'extrémité du
mandrin ne doit pas, enfin, être arrêtée, au

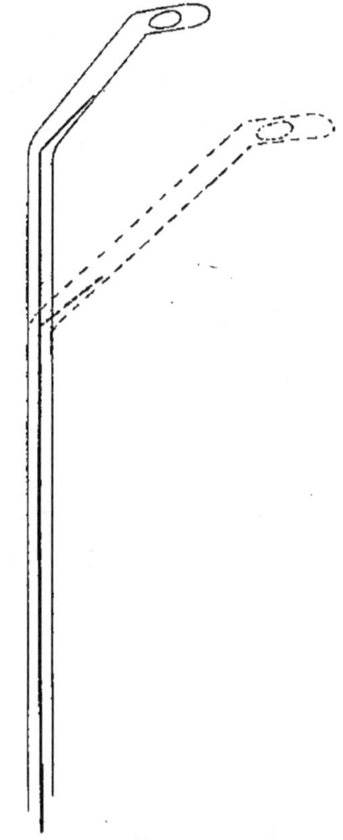

Fig. 37. — *Manœuvre de retrait progressif du mandrin.*
Cette manœuvre rapproche de plus en plus le
bec de la sonde, de la paroi supérieure de
l'urètre.

niveau de l'œil de la sonde, par lequel il peut
pointer et blesser dangereusement le canal.

10.

Son extrémité doit affleurer exactement l'œil de de la sonde. Le mandrin a également tendance à tordre la sonde sur elle-même, en sorte que la béquille déviée à droite ou à gauche, ne répond plus à l'index losangique du pavillon. Rectification en sera faite. Il sera enfin maintenu, en enfonçant son papillon dans le pavillon de la sonde, où un tour de vis l'immobilise.

La sonde ainsi montée et huilée est passée comme un béniqué avec ses trois temps classiques. (Voir temps d'introduction des cathéters curvilignes).

Le cathétérisme sur mandrin courbe est la manœuvre de choix, elle réussit presque infailliblement entre des mains de quelque expérience.

En cas d'échec, on retire la sonde et on remplace le mandrin courbé par *le mandrin coudé.*

Avec l'un ou l'autre, mais avec ce dernier surtout, on peut tenter une manœuvre nouvelle et très efficace : *le retrait progressif du mandrin.* La sonde armée est amenée non pas au contact de l'obstacle, mais seulement dans l'urètre membraneux ; le mandrin est

retiré de un centimètre et la sonde poussée ;
elle ne passe pas ; le mandrin est retiré
encore d'un centimètre. Qu'on essaie hors de
l'urètre cette manœuvre et l'on verra que
ce retrait progressif du mandrin allonge et
relève, au fur et à mesure, l'extrémité libre de la
sonde, qui parvient ainsi à surmonter un relief
prostatique volumineux.

Ce cathétérisme, nous le répétons, doit être

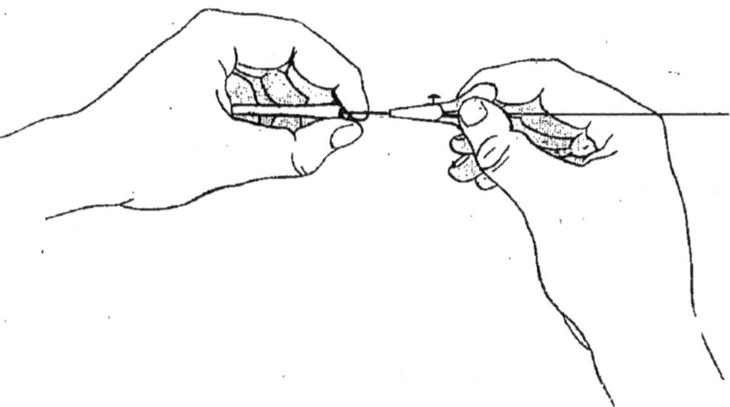

Fig. 38. — *Retrait du mandrin* : le pavillon de la sonde
est solidement retenu par le pouce et l'index
gauche ; le mandrin décrit en sens inverse
les temps du cathétérisme.

conduit avec méthode et douceur, une fausse
route rendant, les jours suivants, difficile et
dangereuse la traversée urétrale. On ne fera

donc pas du « cathétérisme appuyé », surtout si la sonde butte dans l'urètre prostatique ; elle traverserait infailliblement le parenchyme friable de la prostate. Les tentatives seront toujours arrêtées dès l'apparition d'une goutte de sang au méat.

La sonde ayant, par l'un ou l'autre de ces procédés pénétré dans la vessie, son pavillon est maintenu immobile par la main gauche, pendant que la droite retire le mandrin de son intérieur, en dessinant en sens inverse les temps du cathétérisme. Pendant cette manœuvre, on fixera énergiquement la sonde, qui, entraînée par le mandrin sort facilement de la vessie.

Si la rétention ne date que de quelques heures, la vessie peut être évacuée complètement, mais lentement, sans faire pousser le malade et sans appuyer sur son hypogastre ; d'ailleurs, l'évacuation complète s'accompagnant d'une contraction finale très douloureuse (colique vésicale) et surtout d'hémorrhagies d'origine congestives, il faut soit abandonner quelques grammes d'urines, soit réinjecter un peu d'eau boriquée..

Si la sonde a dû être passée sur mandrin,

elle *sera fixée à demeure* et obturée par un fausset.

Le toucher rectal fera alors constater l'hypertrophie de la prostate, cause réelle de la rétention. Celle-ci, très congestionnée, apparaîtra beaucoup plus volumineuse que les jours suivants.

Si, par malheur, l'urètre était absolument infranchissable, ou le siège d'une fausse route, il faudrait savoir s'arrêter à temps et se résigner à pratiquer une *ponction hypogastrique*. Il est beaucoup plus favorable de passer par l'urètre, car, chez ces vieux infectés, l'aiguille risque d'inoculer au passage la cavité de Retzius. Une cystostomie peut être préférable (impossibilité de répéter les ponctions : urines purulentes, ou malade éloigné.)

Cette déplétion de la vessie la décongestionne efficacement et atténue le spasme, au point que le lendemain, le cathétérisme peut être facile.

Un grand bain chaud, la diète, un peu d'exercice, achèvent de décongestionner la prostate et après 24 ou 48 heures, la rétention disparaît. Un examen complet sera pratiqué à loisir et les prescriptions générales instituées.

Les récidives s'observent chez les congestifs à dates irrégulières. Force sera donc d'apprendre, surtout aux pauvres et aux campagnards, à se sonder. Ils s'efforceront d'éviter les fausses routes (hémorrhagies) et l'infection (cystites, orchites suppurées) ; ils useront d'une sonde en caoutchouc ou en gomme et à béquille, baignant dans un tube d'eau boriquée. Ils éviteront de toucher, pendant le cathétérisme, sa partie moyenne.

C. — INFECTÉS, DISTENDUS, INCONTINENTS

Un prostatique, gardant à son insu, du résidu est voué comme un Retreçi de vieille date, à deux graves complications : l'*infection* et surtout la *distension*.

L'*infection* reste des années, à son stade vésical : *la cystite*. S'il est difficile de désinfecter une vessie jeune, il est impossible d'y parvenir dans ces vessies scléreuses, parsemées de logettes et soumises à de fréquentes poussées congestives. Infectées à petite dose, par des cathétérismes rares, entourés d'un simulacre d'antisepsie, elles réagissent lentement. La cystite se constitue d'emblée subaiguë ou chronique. Les douleurs sont minimes, les mictions espacées, mais *les urines sont troubles* (caractère important et souvent unique). En cas d'infection ancienne, elles peuvent même présenter, après stagnation dans le bas-fond, une véritable fermentation amoniacale.

Donc, toutes les fois qu'un homme de 50 ans présente des urines troubles, avec un passé de dysurie et de rétention, suspectez un prostatique, à vessie infectée par sondages. Les premiers cathétérismes fixent l'âge de cette cystite ; leur répétition, tous les mois ou toutes les semaines, explique ses poussées aiguës.

En cas de fréquence extrème des mictions, de besoins impérieux et angoissants, d'urines très purulentes et même légèrement rosées, de capacité diminuée jusqu'à l'existence de fausse incontinence, on se méfiera de la formation, au milieu de ces urines fermentées, d'un *calcul secondaire* amoniaco-magnésien.

Enfin, chez tout infecté, on se demandera si la quantité de pus est assez constante et modérée pour être produite par la vessie seule. (La pyurie rénale est intermittente et abondante.)

L'apparition d'accès de fièvre violents et inexpliqués devront éveiller l'attention sur une infection péri-prostatique ou ascendante urétéro-pyélo-rénale.

Infection.

L'infection sera prévenue en ne pratiquant le cathétérisme, qu'entouré de minutieuses précautions d'asepsie (lavage des mains et du gland, stérilisation des sondes), c'est dire que les sondages seront exceptionnellement confiés aux malades.

La cystite étant déclarée ; la capacité sera soigneusement prise, car elle indique le traitement.

La capacité est-elle grande ? On prescrira des *lavages vésicaux au nitrate d'argent* au 1/1000, trois fois par semaine. La désinfection ne sera complète qu'en *lavant aussi l'urètre prostatique*. La sonde mise au point dans la vessie est retirée de quelques centimètres et la solution injectée doucement dans l'urètre postérieur ; elle doit refluer vers la vessie, sans paraitre au méat. En achevant de sortir la sonde, on continue à injecter du liquide, pour laver l'urètre tout entier.

La capacité est-elle petite ? C'est qu'il y a poussée aiguë. A l'entrée de la sonde, les gouttes d'urine s'écoulent si rares, que l'on se demande si, malgré la profondeur, elle est bien parvenue dans la vessie. Plus enfoncée, elle butte immédiatement contre la paroi postérieure en éveillant de la douleur. 20 ou 30 grammes de liquide suffisent à provoquer les vives souffrances de la mise en tension et sont violemment regurgités.

Les instillations vésicales sont donc indiquées. L'huile gomenolée offre, au début l'avantage de calmer la douleur et d'améliorer la cystite. On lui substituera bientôt le nitrate à 1/100.

Dès que, la capacité sera suffisante, on instituera les lavages, pratiqués très doucement pour éviter la mise en tension.

Prescrire trois fois par jour, une tasse de tisane de bourgeons de sapin (6 dans chaque) et une cuillérée de sirop de thérébenthine.

L'*urotropine*, à la dose de 1 gr. 50 en trois cachets est un excellent antiseptique urinaire qui achèvera de clarifier rapidement les urines et protégera les reins.

Distension.

Dans une vessie normale, c'est-à-dire chez un individu jeune et sain, l'accumulation d'environ 200 grammes d'urines suffit à provoquer la mise en tension, c'est-à-dire le besoin d'uriner. Il n'en est plus de même chez le prostatique, dont la vessie flasque supporte sans réaction une quantité plus grande d'urines. L'orifice urétral, soulevé par la base de la prostate, ne draine plus au point déclive cette « vessie à piédestal ». La musculature vésicale d'abord hypertrophiée, devient bientôt insuffisante. D'où la création d'un bas-fond, où stagne, après la miction, un résidu mesuré avec la sonde. 100, 150 grammes d'urines s'accumulent ainsi dans le verre gradué, à la surprise du malade qui n'en avait aucune conscience et semblait uriner normalement. Le soulèvement de l'orifice prostatique est une cause mécanique, mais accessoire de ce résidu. N'existe-t-il pas, en effet, chez l'ataxique exempt d'hypertrophie ?

C'est que l'urètre postérieur et le col de la vessie, ne sont plus, comme jadis, les points de départs sensitifs du réflexe mictionnel. Ce malade, auquel le palper abdominal découvre un globe vésical remontant à l'ombilic, n'a pas envie d'uriner. Une incitation cérébrale ne peut donc inhiber un instant le centre médullaire constricteur. Ce distendu retient encore avec sa moelle, il ne pisse plus avec son cerveau. Sa vessie, à la limite de son élasticité filtre, *involontairement et inconsciamment* quelques gouttes de trop plein, Devenu gâteux, il s'aperçoit d'avoir mouillé sa chemise. *Incontinence vraie, par regorgement.*

Pourquoi la distension marque-t-elle dans l'histoire du prostatique l'entrée dans une période grave? C'est qu'elle ne reste pas cantonnée à la vessie. Bientôt, les orifices urétérauxt les urétères et le bassinet sont intéressés à leur tour; les calices et le parenchyme rénal refoulés. La sécrétion maintenue par la pression sanguine perpétue son effort et chaque goutte distend encore la totalité de l'appareil gorgé d'urines. Exagérée dans sa quantité, elle est diminuée dans sa densité. L'urée éliminée à un taux infime, s'accumule en excès dans le sang. D'où une intoxication profonde et chronique. Les uretères dilatés deviennent accessibles à l'infection ascendante. Vienne donc un cathétérisme septique, et *en 24 ou 48 heures, c'est la mort par scepticémie urineuse.*

Infection et distension sont donc les complications ultimes du prostatique, comme du rétréci. Elles sont plus tardives chez le second, parce que, jeune et résistant, il reste plus longtemps infecté, sans être distendu. Mais, à cette phase, l'existence de l'un comme de l'autre, est un compromis journalier, non plus entre la santé et la maladie, mais entre la vie et la mort.

Tableau clinique d'un retentioniste
chronique avec distension

Cette dernière catégorie (la plus grave) de prostatiques, se présente, pour un médecin inaverti, sous les apparences de la plus trompeuse bénignité. Aussi, tout vieux prostatique doit-il être soupçonné de distension.

En cours de traitement depuis longtemps ou non, il vient consulter maintenant pour son état général. Il présente un malaise inexplicable, avec céphalée légère et somnolence. La *langue des urinaires*, sèche et à enduit pâteux. explique la soif vive et le dégoût du pain et de la viande qui demandent à être mastiqués et insalivés, l'appétit disparaît, les digestions sont pénibles. Le diagnostic de dyspepsie, de cancer latent de l'estomac peut venir à l'esprit. Car c'est à peine si ce malade se plaint de sa vessie : il a de la fréquence ; des urines polyuriques, mais claires.

Telle est l'insidiosité de cette période où la mort est imminente.

Oublier de déshabiller et de coucher ce malade est une faute impardonnable ; car le secret de ces troubles est à l'hypogastre. Le bord cubital de la main y découvre, par surprise, un globe vésical énorme, distendu jusqu'au-dessus de l'ombilic.

La polyurie annonce que le « rein secrète d'autant plus qu'il est plus près de sa fin ». Les urines claires, que leur toxicité faible est inverse de celle du sang.

Lorsqu'il y a incontinence, le malade mouille incessamment sa chemise, doit conserver la nuit son urinal entre les jambes ; le danger vésical est donc plus indiqué.

Ce malade, profondément intoxiqué, peut vivre encore ; mais peut aussi être emporté en 24 ou 48 heures, par une faute thérapeutique.

Les deux fautes capitales sont d'évacuer COMPLÈTEMENT OU SEPTIQUEMENT *la vessie*.

La vessie et surtout le rein se congestionnent passivement par une déplétion rapide et *saignent abondamment*. La vessie est après quelques instants encombrée de sang et de volumineux caillots. Cet hématome vésical anémie le patient et constitue un terrain très favorable à l'infection.

Celle-ci peut éclater avec une rapidité foudroyante après un cathétérisme légèrement septique, emportant un homme, qui semblait bien portant à son entourage non prévenu. Le cathétérisme devra donc réaliser l'asepsie d'une laparotomie. Un seul sondage dans les 24 premières heures, deux ensuite évacueront avec une sonde petite, à débit lent, environ 500 grammes. De l'eau boriquée est réinjectée, dès l'apparition avec une légère colique vésicale, d'urines rosées ; l'évacuation doit être faite « la seringue à la main » La quantité retirée est notée pour le prochain sondage.

« Depuis longtemps habituée à faire réservoir, la vessie est, en général, singulièrement soulagée par ces soustractions partielles, toujours bien plus grandes que celles que lui accordait la miction » (M. Guyon). Cette gymnastique lui rend sa tonicité.

Si le cathétérisme présentait quelques difficultés, on laisserait la sonde à demeure, solidement obturée par un fausset et débouchée pendant quelques minutes, matin et soir.

Douze à quinze jours seront nécessaires avant d'arriver à l'évacuation complète.

Le rein reprend bientôt ses fonctions d'élimination, le malade n'en sera pas moins étroitement surveillé, afin d'éviter la reproduction de pareils accidents.

Indications et contre-indications de la prostatectomie.

Si le cathéthérisme suffit généralement à l'évacuation et au drainage de la vessie, il n'est cependant pas sans danger, lorsqu'on est réduit à le confier aux malades : ce qui est de règle chez les pauvres ou les paysans.

L'extirpation de la prostate est chez eux particulièrement indiquée.

Les indications sont (Pr Legueu) :

1° lesconditions défectueuses du cathétérisme (fausses routes, infection).

2° Les crises rapprochées de rétention complète.

3° La rétention chronique complète ou incomplète, mais sans distension, obligeant le patient à se sonder jusqu'à 10 où 12 fois par 24 heures.

Les résultats post-opératoires sont plus favorables chez des malades présentant des rétentions aiguës (après disparition toutefois des phénomènes congestifs) que chroniques. Un malade qui sonde sa vessie la fatigue moins que celui qui pousse, à chaque miction, pour l'évacuer complétement.

Les contre-indications sont :

1° La fièvre ;

2° Les lésions rénales ou pulmonaires associées ;

3° L'âge très avancé.

La *Prostatectomie périnéale* est la plus bénigne.

CHAPITRE XVII

DE LA SONDE A DEMEURE

La sonde à demeure permet de vider et de laver la vessie.

Ses indications sont fréquentes et formelles.

1° *Infection* : Un prostatique, dont les urines sont depuis longtemps troubles, présente-t-il, malgré les cathétérismes et lavages répétés, de la fièvre ? Plaçons une sonde à demeure ; c'est un drain assurant l'évacuation régulière et complète d'un foyer vésical septique. 24 ou 48 heures plus tard ; la défervescence s'affirme après plusieurs oscillations décroissantes. L'enlève-t-on à titre de contre-épreuve, la température remonte. Qu'elle soit accommodée au canal, mais grosse ; chez un rétréci fébricitant, une urétrotomie préalable est indiquée.

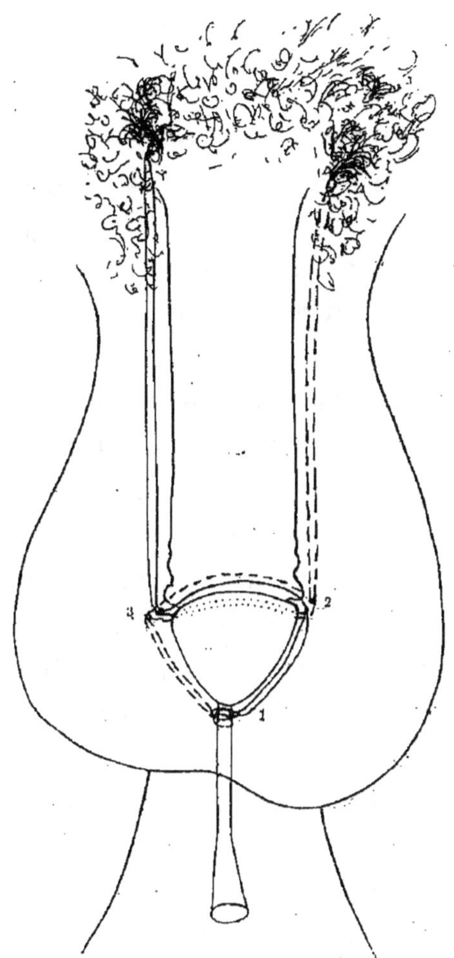

Fig. 39. — *Fixation de la sonde à demeure* : 1, 2, 3, 4 indiquent la série de nœuds successifs qui doivent être faits au fil double. Un deuxième fil est placé sur le côté opposé de la verge.

2° *Les fausses routes prostatiques* et leurs hématuries.

Passée sur un mandrin courbe, la sonde rectifie la direction du canal, aveugle la déchirure et la protège des urines septiques. Elle met au repos la vessie et la décongestionne en lui évitant la moindre mise en tension.

Comme la filiforme elle ramollit le canal et permet après quelques jours le passage d'un lithotriteur jusque là impossible.

Des difficultés apparaissent-elles chez un prostatique, qui se sonde habituellement ; 24 heures de sonde à demeure les font disparaître. De même, si les cathétérismes doivent être répétés dans des conditions défectueuses d'asepsie, mieux vaut laisser une sonde à demeure.

Si la douleur apparaît, elle est due « au mauvais fonctionnement » de la sonde et non « à son contact ». Si les urines sont purulentes ou sanglantes, un lavage pratiqué à petits coups la débouchera. A son retrait, la réapparition des mises en tension dans une vessie sensible, éveille des douleurs. Aussi certains malades arrivent-ils à la réclamer.

Mise au point: Au moment où la vessie achève de se vider, la sonde est doucement attirée vers le col, afin de noter le niveau auquel elle cesse de donner écoulement à l'urine. Elle est alors légèrement enfoncée jusqu'au point où l'écoulement se rétablit. On est certain que la vessie se draine complètement et ne fait pas réservoir si :

1° La pression de l'hypogastre ne fait pas jaillir une petite quantité d'urines ;

2° L'injection d'un peu de liquide ressort aussitôt.

Bien placée, la sonde doit suinter goutte à goutte.

La faute habituelle est de la trop enfoncer; une légère réplétion vésicale provoque une contraction et une douleur intermittente et le trop plein affleurant l'œil de la sonde est déversé au dehors.

Lorsque l'usage de la sonde à demeure est très prolongé, il peut avoir quelques inconvénients. Ce sont :

1° *Les abcès périurétraux*, ils siègent presque constamment *à l'angle pénien*, point d'appui de la sonde, aussi la verge doit-elle être maintenue horizontale dans l'urinal.

2° L'infection vésicale : les microbes pouvant progresser de l'urinal où fermente l'urine à la vessie, si l'on ne veille à l'antisepsie de celui-ci et au goutte à goutte de la sonde.

Ces complications minimes, en comparaison des services de la sonde à demeure, seront prévenues par le changement fréquent de la sonde et les grands lavages de vessie et du canal au nitrate au $\dfrac{1}{1000}$.

L'extrémité libre de la sonde, à laquelle on ajoute une rallonge, plonge dans l'urinal de Duchastelet, où fond une pastille de sublimé. Elle peut aussi, pour prévenir la formation de nouveaux caillots et assurer un drainage permanent, être ajustée à un *siphon*.

Enfoncer l'extrémité d'un tube de caoutchouc de 1 m. 50 dans le pavillon de la sonde, lui faire faire un tour en cor de chasse sur le lit du malade, pour qu'il ne soit pas étiré dans ses mouvements, il passe entre les deux branches d'une épingle à maillot qui le maintient et tombe dans un bocal placé à terre. On amorce le siphon, en le serrant entre les deux pouces et les deux index, dans le haut de sa portion verticale sur le bord du lit. En écartant la

main inférieure, on étire fortement le tube
dont le pincement est maintenu pendant que la
main supérieure s'ouvre ; le vide ainsi produit
dans une portion du tube aspire le contenu
vésical. L'urine tombe ainsi dans le bocal
goutte à goutte (1).

(1) V. La sonde à demeure : MM. Guyon et Michon.
An. gén.-ur., 1895.

CHAPITRE XVIII

FAUX-URINAIRES

Tabétique : *Interrogatoire*. — Un homme de 40 à 45 ans, consulte parce qu'il présente depuis quelque temps, de la fréquence, de la gêne et du retard de la miction.

Les urines sont claires, s'il n'en a pas été réduit déjà à se sonder.

Au moment d'examiner le malade, le diagnostic s'oriente spontanément vers l'hypertrophie de la prostate.

Exploration : une boule exploratrice moyenne franchit tout l'urètre, sans vraies prostatiques, rencontrant seulement quelques brides, s'il y a eu blennorrhagie antérieure. La sonde retire ou non du résidu.

Au toucher la prostate peut-être légèrement hypertrophiée. Cependant, les troubles obser-

vés sont plutôt diurnes que nocturnes. S'agi-
rait-il donc de prostatisme? Tout autre est le
diagnostic. Ce malade avouera le plus souvent
une *syphilis antécédente*. Sinon, examinons
ses pupilles inégales, et leurs réflexes à l'acco-
modatation et à la lumière, ses réflexes rotuliens abolis, ses douleurs fulgurantes. C'est
un tabétique. Les symptômes urinaires en
peuvent être discrets, car ces troubles sont
une modalité de son début. Après leur avoir
demandé, comment voyez-vous? Charcot ajou·
tait comment pissez-vous ?

Vient-il, à une période plus avancée, le
talonnement de sa démarche affiche le diagnostic. On s'attendra a trouver, alors, un
résidu abondant. Une capacité énorme à cause
de l'insensibilité vésicale, de l'incontinence
même obligeant au port permanent d'un appareil de caoutchouc.

Les hémi-plégiques ou paraplégiques quel-
qu'en soit les causes, présentent des troubles
vésicaux analogues.

Le traitement iodo-mercurique intensif donne
de véritables améliorations au début du tabes.
A la période d'état, sondages et lavages anti-
septiques reposent et désinfectent la vessie.

LES NEURASTHÉNIQUES, malades plus jeunes, apportent de longues observations des douleurs qu'ils ressentent à l'hypogastre, ils cultivent à domicile les urines des diverses heures de la journée « et ne les ont belles que le dimanche ».

Ils se plaignent de fréquence ou de gêne de la miction.

Explore-t-on l'urètre à la boule, on y constate une sensibilité exagérée sans réel obstacle urétral ; un n° **22** franchit ainsi le canal d'un bout à l'autre.

La sonde, par contre, décèle assez souvent un résidu. En cas de rétention chronique prolongée sans lésion génito-urinaire, il faut penser à la neurasthénie.

La capacité vésicale est parfois énorme.

La contractilité très faible. L'inertie du jet et l'étude manometrique mettent en évidence sa faiblesse.

L'absence de lésion constatée après un examen complet ; jointe à l'aveu de céphalée en casque, d'asthénie, de mélancolie, de plaque sacrée et de diminution des réflexes, affirment le diagnostic.

Traitement : Hydrothérapie tiède. Electrisation locale et générale.

CHAPITRE XIX

INCONTINENCE ESSENTIELLE

Interrogatoire: des parents consultent parce qu'un enfant de 6 à 7 ans ou un adolescent perd encore ses urines au lit ou présente même, de l'incontinence nocturne et diurne.

N'est-il pas épileptique? sujet tout au moins à ces attaques larvées de petit mal qualifiées d'absence. On s'informera donc, de l'existence, au réveil, de céphalée et de morsure de la langue.

Examen : un phimosis, l'atrésie du méat, la présence d'oxyures, peuvent être des causes réflexes suffisantes.

L'inspection du petit malade tout nu fera dépister une lésion organique du système nerveux ; mal de Pott, etc...

En l'absence de toutes ces causes l'incontinence sera considérée comme essentielle.

L'exploration du canal à la boule olivaire nous renseigne sur sa variété, atonie du sphincter avec irritabilité vésicale, ou au contraire, spasme sphinctérien, la miction pouvant alors s'effectuer, par regorgement, après distension vésicale.

Traitement : Ne pas omettre les simples procédés d'éducation : corriger sévèrement l'enfant qui ne demande pas à uriner ; le réveiller la nuit. Aux deux formes schématiques, déjà décrites, Trousseau opposait tour à tour, la belladone (par granule de 1 centigramme, jusqu'à vingt par jour) ou le sirop de strychnine. La surveillance attentive auquel oblige l'usage de ces toxiques et l'inconstance de leur action leur fait préférer des moyens physiques. Les plus minimes suffisent parfois (injection d'eau froide dans la vessie).

L'électrisation se pratique en appliquant le pôle négatif à la région lombaire ou abdominale et le pôle positif dans l'urètre (boule métallique) ou au périnée.

Les injections épidurales de sérum artificiel (Cathelin) sont un procédé facile et souvent

efficace. Le malade étant couché sur le flanc en
chien de fusil, l'index descendant la crête des
apophyses dorsales des vertèbres sacrées tombe
en bas dans une dépression « en marche d'es-
calier », c'est l'hiatus sacré ; ou l'index gauche
reste en arrêt. Cet hiatus est situé notablement au-dessus de la rainure interfessière ;
« c'est beaucoup plus dans le dos qu'on ne
croit. » Dans un premier temps, une longue
aiguille à ponction rachidienne crève la mem-
brane qui forme l'hiatus et butte sur la paroi
antérieure du canal sacré, sa pointe alors di-
rigée en arrière pénètre dans le canal, où sont
injectés 10 à 30 centimètres cubes de sérum
artificiel. L'injection est recommencée deux
fois par semaine.

CHAPITRE XX

CALCULEUX

Cliniquement, les calculeux, se présentent dans deux conditions :

1º D'âge mûr ou avancé, ils ont remarqué, depuis longtemps, du sable rouge au fond de leur vase ; ont eu la surprise de rendre un calcul, qu'ils ont recueilli précieusement ; ont été déjà soignés pour : « la Pierre ».

2º Les jeunes, au contraire, consultent pour des signes fonctionnels, de cause ignorée.

Interrogatoire :

Hématuries et douleurs, évoluant parallèlement, sont elles provoquées par le mouvement et amendées par le repos ?

La présence d'un calcul peut être affirmée.

Sa localisation vésicale ou rénale sera suspectée par leur modalité.

a) Hématuries : le malade annonce avec anxiété, qu'il vient de pisser du sang ; sa forte puissance colorante, lui en fait exagérer l'abondance : aussi, consulte-t-il au plus vite. S'il s'agit d'une récidive, il a retenu les dates, la quantité et la durée des hématuries précédentes. C'est donc un signe de plus de valeur, que les douleurs.

La fin de la miction est-elle seule colorée ? les derniéres gouttes (contenues dans la sonde) étant du sang presque pur, *l'hématurie terminale est vésicale.*

Le début, le milieu et la fin de la miction sont-ils également colorés, sans que le malade puisse préciser, si les premières ou les dernières gouttes le sont davantage ? Ce sang intimement mélangé à l'urine, est excreté, en même temps qu'elle. *L'hématurie totale est rénale.*

Exceptions seront faites, pour une hématurie rénale copieuse et rapide, colorant d'autant plus les urines qu'il en reste moins dans la vessie ; elle semble alors terminale. Et inversement, pour une hématurie vésicale, produite pendant la marche, qui brasse le sang avec les urines et parait totale.

Les douleurs, siègent-elles à l'hypogastre, irradient-elles surtout vers la verge et le gland, ou encore vers le bas-ventre, le périnée et l'anus, s'éveillent-elles beaucoup plus vite, à la marche, aux mouvements brusques (saut du lit, équitation), par une promenade en voiture légère et mal suspendue, sur un sol caillouteux, alors qu'une voiture lourde, sur un sol uni, est mieux tolérée ? La muqueuse est meurtrie et excoriée par *un calcul vésical*.

La réaction offensive du mouvement et l'effet sédatif du repos sont ici plus typiques.

Il n'est pas de forme douloureuse, qui ne s'atténue complètement par quelques jours de lit.

Les douleurs plus vives à la fin de la miction seraient dues à la locomotion du calcul vers le col, « zône dit-on, la plus sensible de la vessie ». Or, nous avons vu bien souvent M. Guyon la refouler énergiquement de son lithotriteur, sans éveiller aucun sensibilité. S'il y a douleur, c'est qu'il y a contraction finale de la vessie sur son calcul.

Les douleurs, moins vite éveillées par l'exercice, siégent-elles, avec fixité, dans l'hypocondre, irradiant, le long de l'uretère, dans la fosse iliaque ? *Le calcul est rénal.*

Une ou plusieurs crises atroces de *coliques néphrétiques* marquent alors dans l'histoire du malade.

Les troubles de la miction ne sont présents qu'en cas de pierre vésicale.

Rétention ou incontinence sont rares, à moins de calculs calés derrière un retrécissement ou engagés dans l'urètre.

Le malade urinant debout, le calcul roule en clapet sur le col et *arrête brusquement le jet* : C'est un signe de valeur.

Le sable est presque toujours d'origine rénale. Une petite pierre provient du bassinet ou de la vessie suivant qu'elle est émise avec ou sans syndrome néphrétique. Un gravier tombé du rein peut devenir le noyau d'une pierre vésicale phosphatique.

Un graveleux qui brusquement et sans traitement, ne rend plus de sable, édifie une grosse pierre. «Qui ne charrie plus, bâtit».

Un interrogatoire serré fournit donc de fortes présomptions de localisation.

12

De *l'examen des urines, claires ou puru lentes*, se déduit un renseignement important : les *calculs des jeunes*, dus à la précipitation d'un excès d'acide *urique*, se constituent au milieu d'urines limpides : « calculs d'organisme ». Ceux des *vieux, amoniaco-magnésiens*, grâce à la fermentation secondaire d'urines infectées : « calculs d'organe ».

1° *Exploration* : *de l'urètre*.

La boule olivaire rendra compte des rétrécissements, prévus par l'aveu de blennorrhagies antérieures, de la souplesse du canal et de la longueur de la traversée prostatique.

La boule peut aussi butter à la surface d'un calcul volumineux et le refouler. Petit ou garé, elle le surmonte, transmettant à la main une sensation de frottement sur une surface pierreuse, si caractéristique, qu'il suffit, une fois pour toutes, de l'avoir perçue. *C'est le frottement calculeux*; il est pathognomonique.

La boule indique encore son siège ; dans l'urètre antérieur (tombé au-dessous du sphincter, il sera tôt ou tard expulsé au dehors), dans l'urètre prostatique (il remontera dans la vessie).

Tout calcul urétral est virtuellement associé à des calculs vésicaux.

2° Exploration : de la vessie.

Si les urines sont sanglantes ou purulentes, remettre l'exploration après quelques jours de repos ou de lavages au nitrate ; c'est éviter une hématurie grave, une inoculation de la vessie qui provoquerait une poussée de fièvre·

Passer une sonde béquille de même numéro que la boule et noter la présence ou l'absence de résidu.

On pratique alors le procédé de choix, l'*exploration au cathéter métallique*.

Elle n'est instructive que grâce au calme de la vessie.

Par crainte d'un éveil de contractilité, on ne prendra pas la capacité ; à plus forte raison, même avec des urines purulentes, n'injectera-t-on pas de nitrate.

La vessie doit être garnie avec 100 ou 150 grammes d'eau boriquée, tiède, poussée très doucement ; elledoit être déplissée, mais non mise en tension ; sinon une contraction brusque expulserait la totalité du liquide. En réinjecter de nouveau ne serait possible, qu'après quelques instants d'attente patiente. La pénétration du cathéter dans une vessie trop remplie provoque le même incident. Dès que quelques gouttes sont regurgitées, on cesse d'injecter et ordre est donné au malade de respirer largement pour le distraire de pousser ; sinon la vessie évacuée, bloquera ultérieurement le cathéter.

Un coussin est placé sous le siège ; en élevant le bassin, il diminue chez un homme âgé la courbure de l'urètre prostatique.

Un explorateur numéro 1, 2 ou 3 est choisi ; la longueur et la courbure croissante de leur bec étant destiné à leur faire surmonter la saillie petite, moyenne ou grosse de la prostate.

1° Recherche d'un calcul vésical.

L'explorateur est introduit comme un béniqué « en obéissant au canal ». Son manche est tenu non pas entre le pouce et l'index, mais avec la pulpe des cinq doigts droits, la tige maintenue par deux doigts gauches, afin de recueillir la plus minime sensation. L'oreille en est rapprochée pour percevoir le choc métallique.

Son bec tourné en haut va sur la ligne médiane déprimer la paroi postérieure ; puis rabattu en bas, il explore à droite puis à gauche

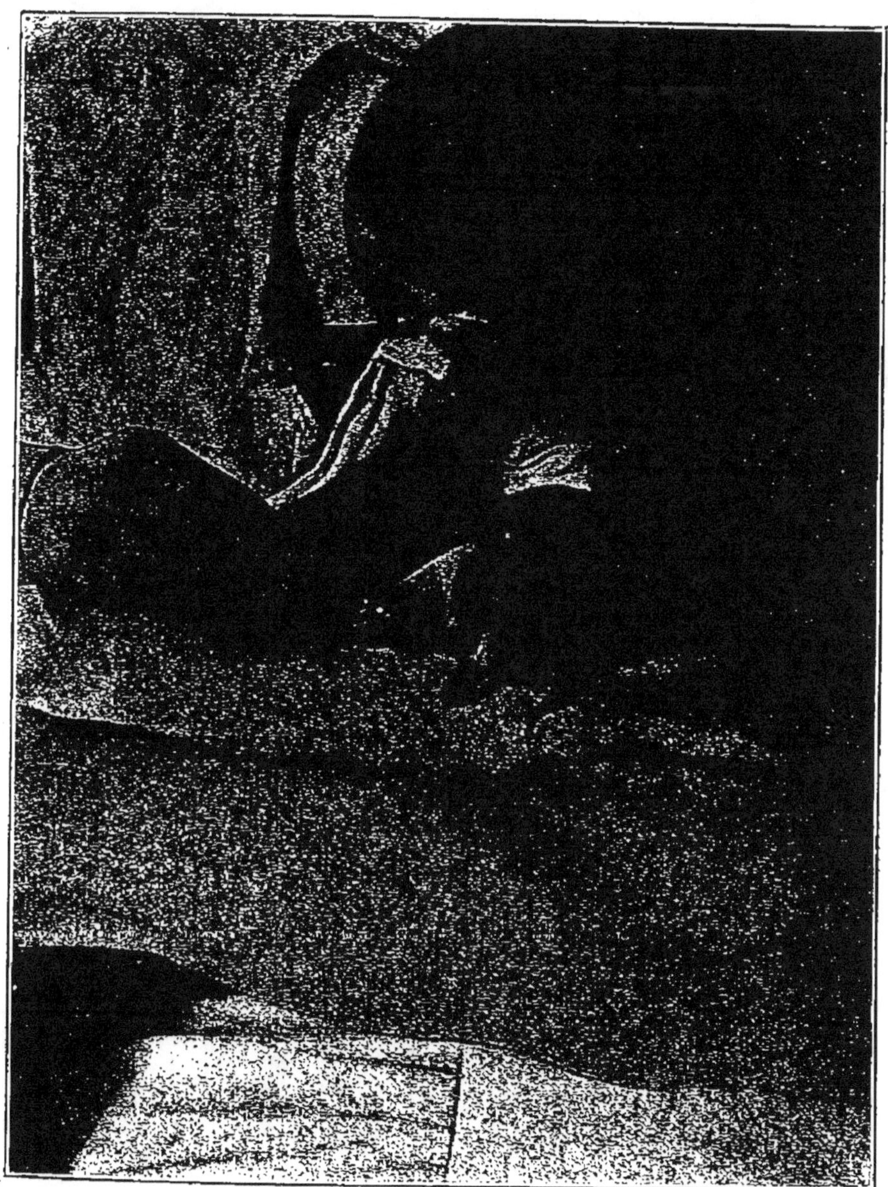

Exploration d'une « pierre vésicale » *au cathéter métallique.* Le manche de l'explorateur est tenu avec la pulpe des 5 doigts, pour recueillir la plus minime sensation. L'oreille écoute *le choc métallique.*

12.

le bas fond vésical (union des parois postérieure
et inférieure). Ramené sur la ligne médiane en
avant, il explore encore à droite et à gauche en

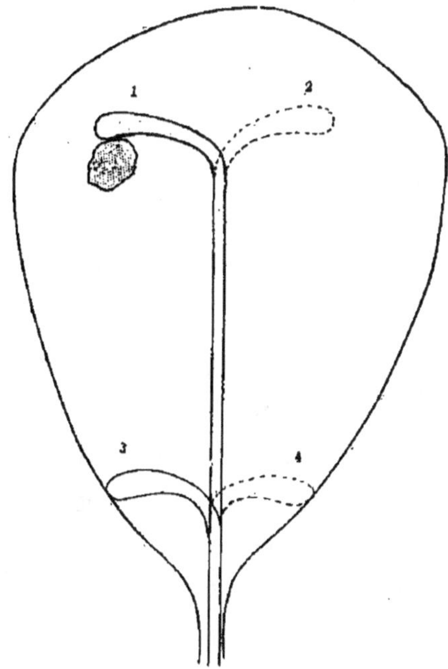

Fig. 40. — *Exploration métallique* : (Vessie vue d'en haut)
positions successives du Cathéter. Petit calcul
reposant sur la paroi inférieure.

arrière du col. Son bec n'ayant rien, découvert,
est tourné en haut, explorant la face supérieure au contact de laquelle se trouve les gros
calculs, qui prennent points d'appui sur les
faces latérales de la vessie.

Si, par hasard, cette exploration méthodique n'a rien fait découvrir, l'explorateur est laissé, bec en haut, au milieu du bas-fond, pendant que de fortes percussions sur le grand trochanter ébranlent le bassin et ramènent à son contact une petite pierre ignorée.

L'explorateur métallique, en heurtant le calcul donne aux doigts une sensation de choc très nette, accompagnée d'un bruit perceptible parfois à distance, c'est *le choc métallique*. Un calcul dur (urique ou oxallique) rend un son clair ; mou (phosphatique), un son sourd. L'instrument étant au contact du pôle postérieur du calcul est ramené à petits coups en avant, jusqu'à ce qu'il le perde. On mesure ainsi son volume à la longueur de la tige sortie du méat. Plusieurs petits calculs fournissent un cliquetis caractéristique. Un son petit, fugace, indique un gravier à rechercher avec peu de liquide.

Un calcul ayant, été découvert dans une région de la vessie, a chance d'y être retrouvé ensuite.

Cette exploration est des plus importantes : elle renseigne sur les difficultés que rencontrera le lithotriteur dans la traversée urétrale ;

révèle la présence, le volume et le nombre des calculs. Pratiquée au moindre doute, elle découvre, chez les vieux prostatiques, des calculs latents.

Toute exploration métallique devra être suivie d'un lavage prolongé au nitrate au 1/1.000; car elle risque toujours d'infecter la vessie. Elle ne devra pas être renouvelée à la veille d'une lithotritie, surtout si la vessie est aseptique.

Elle est formellement contre-indiquée, sous peine d'hémorrhagies formidables en cas de tumeur possible de la vessie.

Ce n'est qu'en cas de gros calcul, que le toucher rectal, pratiqué à vessie vide, sera utile.

La cystoscopie corrobore les enseignements de l'exploration métallique, elle révèle et numère les petits calculs ou fragments après lithotritie; les gros ne pouvant être vus en entier, faute de recul.

La vessie calculeuse s'infecte facilement. Cette forme de cystite est la plus douloureuse.

3° Exploration du rein.

La palpation et la percussion de la région lombaire suffisent parfois à réveiller une douleur profonde accompagnée d'une contracture de défense musculaire. Mais le plus souvent, *le rein contenant de volumineux calculs, est indolore au palper*. Il apparaît gros, augmenté de volume suivant tous ses diamètres et abaissé. Son pôle inférieur sera parfois seul accessible; alors qu'ailleurs, les deux mains pourront le saisir et lui imprimer du ballottement.

Pour une main expérimentée, sa consistance est plus dure. Dans un cas de calculs multiples, nous avons eu la bonne fortune de constater de la crépitation, par collision réciproque des calculs. C'est un signe extrêmement rare, M. Guyon ne l'ayant rencontré que deux fois.

La présence d'un gros rein ne suffit pas à affirmer le diagnostic. On s'assurera de ses différences de volumes correspondant aux crises douloureuses (congestion et hydronéphrose) et de l'absence d'accroissement progressif avec hématuries (néoplasme) ou même d'état stationnaire (périnephrite).

Le diagnostic de calcul rénal devient très difficile en présence d'un symptôme isolé : Malade présentant une douleur fixe dans le flanc ; ayant eu jadis un syndrome douloureux

qualifié, à tort ou à raison, de colique néphrétique, sans hématuries, ni gros rein.

Les procédés de laboratoire fourniront alors
de précieuses indications.

L'analyse totale des urines décèle :

a) *Chimiquement* :

Une densité élevée ;

De l'hyperacidité ;

Un excès d'acide urique (sur 10 calculs, 7 à
8 sont uriques) ;

Des petits cristaux d'oxalate de chaux ;

Des traces d'albumine (dues aux hématies.)

b) *Histologiquement* :

Des cylindres épithéliaux ou hématiques,
témoignant de l'altération des tubes urinifères
ou affirmant l'origine rénale de l'hématurie ;

Des hématies : Leur numération comparative, avant et après la fatigue, est une épreuve
qu'il ne faut pas omettre ; de 5 à 10 par millimètre cube le matin, elles montent à 50 et 100
le soir : Hématurie microscopique.

Des cellules épithéliales du bassinet : tel
calcul ne blessant pas la muqueuse au point de
la faire saigner, la fait cependant desquamer.
La présence constante de ces cellules après la
marche est un signe de valeur.

En cas de doute, une radiographie sera réclaméc. Après une purgation ayant débarrassé ses colons ascendant et descendant, le malade sera adressé à un radiographe. Celui-ci sera choisi, car il s'agit de faire pénétrer aux rayons X toute l'épaisseur de l'abdomen, vraie difficulté chez les obèses ; d'autant que le rein suit encore les mouvements respiratoires.

On inspectera le cliché lui-même et non une reproduction sur papier sensible. Le malade ayant été couché sur la gélatine de la plaque, l'observateur tournera vers lui, le côté du verre. Le cliché figure alors le malade vu de dos ; on saura ainsi que le calcul est logé dans le rein droit ou gauche. Une tache noire décèle, avec précision, sa présence et son siège, dans le bassinet et l'uretère, indication précieuse pour le chirurgien. Le volume et le nombre sont moins certains.

Si l'ombre portée est douteuse, on demandera plusieurs épreuves, qui seront superposables, s'il ne s'agit pas d'un défaut de la gélatine.

Les calculs d'oxalates sont bien opaques ; ceux d'urates le sont moins, les phosphatiques sont presque invisibles.

La radiographie révèle parfois de vraies trouvailles : gros calculs latents, depuis de longues années, sans douleurs spontanées ni provoquées, et sans hématuries.

En cas d'épreuve positive, l'analyse séparée de l'urine de chaque rein, (par le cathétérisme d'un uretère, où la séparation endovésicale), confirmera le peu de valeur du rein malade et indiquera la valeur éliminatrice de son congénère.

Voici les résultats d'une « division » faite par nous, dans un cas de calculs multiples du rein droit (diviseur Cathelin.)

Pendant le même temps, les deux reins ont fourni réciproquement :

	R. D.	R. G.
Quantité :	8 gr. d'urines très rouges	23 gr. d'urines rosées

Renfermant par litre :

Urée :	4 gr. 35	14 gr. 30
Chlorures :	5 gr. 20	5 gr. 50

Résultats corroborés par l'analyse (après néphrolithotomie) des urines lombaires et vésicales, dont les résultats étaient superposables.

Calculs de l'uretère.

Certains malades présentent des douleurs presque ininterrompues, depuis de longs mois, dans une fosse iliaque; provoquées exclusivement par le mouvement, elles sont surtout intenses le soir.

Quelques hématuries totales ont été notées jadis, accompagnées de coliques néphrétiques.

Au palper : le rein reste introuvable ou indolore, mais l'uretère est le siège d'une douleur persistante en un point localisé.

Le plus constant (Hallé) siège à l'intersection d'une horizontale passant par l'épine antérieure et supérieure, et d'une verticale élevée sur l'épine du pubis. Nous avons senti, en ce point, grâce à une détente complète des muscles abdominaux sous chloroforme et dans la position inclinée, l'uretère volumineux et endolori rouler sous le doigt : vérification opératoire en fut faite.

Les points douloureux varient avec les points d'arrêts du calcul :

1º A l'union du bassinet et de l'uretère ;

2º Au niveau de la crête iliaque ;

3º Au niveau du détroit inférieur (où il peut être difficile de les différencier d'une ossification du petit ligament sacro-sciatique) ;

4º A l'extrémité inférieure de l'uretère.

En ce dernier cas, il existe deux moyens de contrôle :

a) Les touchers : rectal chez l'homme, vaginal chez la femme debout. Le doigt tourné vers la paroi pelvienne, perçoit un cordon dur et douloureux dans la base du ligament large (Hallé.)

b) La cystoscopie, qui constate : la dilatation de l'extrémité inférieure, l'œdème du méat urétéral, l'éjaculation purulente.

Une radiographie steréoscopique indique d'une façon précise leur position.

L'analyse des urines dénotera parfois de la polyurie et la Division une diminution des matières extractives du côté malade.

Loin de se garer, ces calculs gênent considérablement l'excrétion et provoquent souvent des rétentions rénales.

Traitement des calculs : urétraux, vésicaux et rénaux.

1° *Urétraux* : Si le calcul est dans l'urètre antérieur, la main gauche, placée au-dessus de lui, l'empêche de fuir, en serrant la verge, ou pressant sur le périnée pendant que l'autre main par une série de pressions continues, le fait progresser en avant. On peut tenter de pincer la verge pendant un effort de miction, et de lâcher brusquement toute la chasse urineuse. Une fois amené au méat, il est facile d'engager derrière lui la pointe d'une sonde cannelée, qui en basculant, l'énuclée. On peut encore, après immobilisation préalable l'aller quérir avec la pince de Collin.

Si le calcul est dans l'urètre postérieur, on s'efforcera de le refouler dans la vessie où il sera facilement broyé : pour cela on cathétérisera l'urètre avec une grosse bougie molle ou une sonde à bout coupé, qui s'appliqueront à ne pas surmonter l'obstacle, mais à le chasser devant elles.

Les calculs prostatiques (enclavés dans l'urètre ou dans le parenchyme) sont aisément décelés par le toucher rectal : une douleur vive à la pression de l'index, qui, en même temps apprécie leur volume et s'ils sont multiples, une collision en sac de noisettes, sont des signes caractéristiques.

2° *Vésicaux* : *Tout calcul vésical*, doit être au plus vite adressé au spécialiste, qui pratiquera la taille hypogastrique, s'il est gros et dur ; la lithotricie s'il est petit et friable.

S'il y avait déjà cystite, les instillations ou lavages au nitrate diminueraient la purulence des urines, mais la guérison ne sera complète qu'après broiement.

Après la lithotricie ou la taille on n'oubliera jamais le traitement médical.

α Dans les calculs primitifs, (uriques ou oxaliques) régime alimentaire. — Défendre : les légumes verts, épinards, oseille, tomates. Ordonner les diurétiques, la lithine.

6 Dans les calculs secondaires, soigner la cystite : ces « vessies pétrifiantes » forment en en 6 semaines de nouveaux calculs.

3° *Rénaux* : Si le *calcul* est bien localisé, donne lieu à des troubles fonctionnels : *néphrolithotomie*, (la bilatéralité étant fréquente et l'avenir de l'autre rein inconnu).

Complications des calculs rénaux.

Ce qu'il faut diagnostiquer, chez le malade jeune, c'est le calcul ; chez le vieux, lithiasique avéré, ce sont ses complications.

A. *Mécanique* : 1° *Hydronephrose.*

Interrogatoire : Un calculeux, ayant eu une ou plusieurs coliques néphrétiques sans expulsion constante de graviers, est pris de douleurs dans le flanc, qui pour être vives, n'ont pourtant pas l'intensité du syndrome néphrétique.

Les urines sont diminuées.

Examen : Un *rein* apparaît gros mais indolore au palper (bien que si sensible à la distension). Les deux mains se le renvoient l'une l'autre : ballottement rénal.

Le bassinet mis en rétention par un calcul qui l'obture, provoque cette augmentation de volume ; dilaté en une énorme poche, il forme dans le flanc, une véritable tumeur, tenant de son origine rénale un caractère distinctif.

A la percussion, elle est, à moins de volume énorme, *sonore en avant*, prise en écharpe par le colon transverse : *c'est une hydroné-phrose*. Cet état persiste pendant quelques heures, puis spontanément ou après une attitude particulière que le malade arrive à connaitre (bassin relevé), une *débâcle polyurique* se produit et les *douleurs* ainsi que l'*augmentation de volume du rein* disparaissent.

On la distinguera des autres tumeurs du flanc :

A droite, d'un *cancer de l'angle du colon* : superficiel, mate en avant, mœléna, âge mûr ;

D'une *hydropisie de la vésicule biliaire*, en continuité avec la matité du foie, passé hépatique (colique hépatique, ictère, urines bilieuses) ;

D'un *kyste hydatique de la face inférieure du foie*, indolore, d'évolution lente.

A gauche : d'une tumeur ou d'un *kyste hydatique de la rate* ; ne pas oublier de rechercher la présence d'un varicocèle symptomatique, affirmant l'origine rénale.

2° *Anurie*.

Interrogatoire : Un vieux lithiasique, ayant émis à plusieurs reprises des graviers et dont les coliques néphrétiques antérieures se sont accompagnées d'une suspension passagère d'urines, (tendance fâcheuse au réflexe inhibiteur réno-rénal) présente de l'inappétence, de l'insomnie et une courbature inexplicable. Les urines sont diminuées, peu denses, peu colorées,peu toxiques et bientôt complètement supprimées.

Exploration : Une sonde ne ramène rien de la vessie, écartant l'idée de rétention. Il n'y a donc pas gêne de l'excrétion, mais arrêt même de la sécrétion : *c'est un anurique.*

Avant le huitième jour, une débâcle polyurique, de plusieurs litres d'urine toxique, contenant parfois le calcul, doit assurer la guérison.

Sinon *la céphalée et le myosis*, puis les soubresauts musculaires, les vomissements, la dyspnée, le hoquet et un délire tranquille s'emparent dé l'anurique, qui expire « comme en extase » vers le dixième jour.

L'anurie est une indication formelle au drainage lombaire du bassinet, à la *néphrostomie*, de même que l'occlusion est l'indication de l'entérostomie.

Il est aussi vital de rétablir le cours des urines, barré par un calcul, compliqué d'un réflexe inhibitoire, que de rétablir le cours des matières et des gaz.

On ne s'attardera donc pas aux grands bains chauds, aux diurétiques et aux drastiques.

Quand faut-il intervenir? Si les conditions opératoires sont matériellement mauvaises et qu'il n'y ait ni céphalée ni myosis, on peut attendre jusqu'au cinquième jour, à condition d'opérer dès le deuxième, en cas d'apparition de ces symptômes.

Quel est le rein de l'anurie? Pour les uns, l'anurique ne pissait, la veille, qu'avec un seul rein. Pour les autres, le rein malade transmet à l'autre un réflexe (réno-rénal) inhibiteur. On incriminera le rein qui a présenté les dernières coliques néphrétiques. La douleur à la pression et la défense musculaire d'une région lombaire sont des indices importants.

Enfin un cathétérisme uréteral, quand il est possible, reste un moyen précieux de diagnostic et de traitement.

B. *Infectieuses* : 1° *Pyélite et pyonéphrose.*

La pyurie suffit à affirmer l'infection.

Rénale, elle est, avec ses caractères spéciaux :

1° *Totale* : le pus est, dans les trois verres, mêlé à l'urine, au début, au milieu et à la fin de la miction.

2° Abondante : ces urines, latescentes et blanchâtres à l'émission forment par le repos et le refroidissement, un dépôt épais de deux travers de doigts dans le fonds du bocal.

3o Indéfinie : car elle persiste en dépit de tout traitement vésical.

4o Intermittente : car il y a toujours rétention.

5o Accompagnée de polyurie, mode de défense du rein contre l'infection.

L'analyse y décèle :

Une quantité d'albumine trop considérable pour être due au seul pus.

Des cylindres rénaux (véritables moules des tubes urinifères et des microbes divers : staphyloccoques, streptoccoques).

Cette infection du bassinet, développée autour d'un calcul, spontanément ou par voie ascendante, constitue *la pyélite* ; propagée aux tubes urinifères : *la pyélo-néphrite*.

Pour connaître le rein infecté, on se basera sur les antécédents en s'aidant au besoin d'une Division ; le cathétérisme de l'uretère est à rejeter ; car, traversant une vessie infectée, il risquerait d'inoculer le rein sain.

Cette pyurie, si elle se draine bien, peut persister longtemps sans fièvre appréciable et sans atteinte de l'état général.

Mais, le moindre obstacle (grumeau, caillot, calcul), provoque la rétention de cette masse de pus : *Pyonéphrose*.

Celle-ci succède à une hydronéphrose, ou a une pyélite.

Elle s'annonce par la diminution de la pyurie, les douleurs lombaires, l'augmentation de volume du rein et surtout la fièvre (40°).

Il est remarquable de voir l'organisme qui

supporte presque avec apyrexie l'émission quotidienne d'une masse de pus, réagir si fébrilement à sa moindre rétention.

Douc bassinet *infecté et non distendu, pyélite ou pyélo-néphrite.*

Bassinet *infecté et distendu : pyonéphrose.*

2° *Périnéphrite suppurée.*

Du rein, l'infection se propage au tissu cellulaire qui l'entoure. La lithiase reste la cause la plus fréquente de périnéphrite (calculs retrouvés dans la poche). Une infection générale ; une appendicite chez l'enfant ; une contusion lombaire ; une intervention sur le rein, surtout si, drainé, il n'a pas été amarré à la paroi, la provoquent.

Son histoire est celle d'un phlegmon.

Malade sc plaignant de *douleurs* éveillées insidieusement dans la région lombaire, irradiant vers la fosse iliaque et l'abdomen, exaspérées aux mouvements du tronc et à la pression directe. Signe précoce et quelque temps isolé.

La *température* de 39 à 40° le soir, tombe à 38 le matin, revêtant le type rémittent ou continu. Elle peut durer plusieurs semaines, tant que le pus n'a pas trouvé d'issue ; celui-ci fuse d'ailleurs plus vite en bas qu'en arrière.

Au début, la contracture masque au palper l'empâtement profond ; bientôt l'hypocondre est rempli par une tuméfaction à limites imprécises (distinction de la pyonéphrose), mate en arrière, elle est sonore en avant. L'œdème de la paroi est un bon signe de suppuration. La fluctuation très tardive.

Traitement : Grande incision lombaire dès que le pus est collecté.

CHAPITRE XXI

LES TUBERCULEUX

C'est presque exclusivement chez des individus jeunes, en pleine activité sexuelle, de 18 à 30 ans, que se rencontre la tuberculose.

Ses *localisations primitives*, souvent d'origine sanguines, sont :

Chez la *femme* : le *rein*.

Chez l'*homme* : le *rein* ou *l'appareil génital*.

La vessie est presque toujours *infectée secondairement*.

A. TUBERCULOSE ÉPIDIDYMO-TESTICULAIRE

Le malade consulte parce que en faisant sa toilette, il a découvert sur son testicule une « grosseur ».

Première période. *Epididymite tuberculeuse* : Examinons attentivement et méthodiquement : épididyme, testicule, canal déférent et prostate.

Epididyme : La palpation dénote une nodosité irrégulière *bosselant la tête* ou la queue de l'*épididyme* et par conséquent située en arrière et en bas du testicule, auquel elle adhère. Son volume varie d'un pois à une noix, à un œuf de poule. Sa consistance est dure.

Testicule : Un examen attentif décèle dans son parenchyme quelques petits îlots indurés ; son pôle inférieur se fond parfois avec le noyau épididymaire. Cliniquement, l'épididyme est toujours envahi avant lui.

Canal déférent : Il sera cherché en pinçant les divers éléments du cordon et en les dissociant entre le pouce et l'index. Est-il induré en « baguette de verre », suivi dans le canal inguinal, à travers la paroi abdominale, c'est un signe important pour le diagnostic.

Prostate : Elle doit toujours être explorée dans ces cas ; car, inoculée comme le testicule par voie sanguine, elle peut être aussi le point de départ de la contamination des voies séminales.

On ne saurait apprécier, avons-nous dit, le *volume d'une prostate qu'à vessie vide*. Comme il s'agit ici de malades jeunes et sans bas-fond ; on ne s'exposera pas à infecter leur vessie par un sondage. Il suffira avant l'examen, de les faire uriner.

Tout au début, on découvre souvent au toucher, un petit noyau siégeant à l'union de la base d'un lobe prostatique et d'une vésicule séminale ; ces noyaux sur lesquels insiste M. le professeur Guyon doivent être tenus pour suspects.

Les inégalités de consistance et les bosse-lures sont les lésions caractéristiques de la prostate. Elles siègent sur ses bords, au milieu d'un lobe où dans les deux, qui sont alors iné-gaux. La pression en est indolore. Leur volume est variable, comme celui des nodosités épidi-dymaires, sans qu'il existe de rapport entre celui du lobe et de l'épididyme du même côté ; parfois les lésions sont croisées.

L'urètre ne doit pas être négligé tant au point de vue fonctionnel que physique, car il est assez souvent envahi dans ses portions antérieure ou postérieure.

Les sensations de brûlure à la miction, et au passage d'une boule olivaire, la blennorrhée (sans antécédent blennorrhagique, et sans gonocoques dans l'exsudat) la palpation, sur béniqué, des indurations péri-urétrales, dénotent des lésions ulcéreuses de l'urètre antérieur.

La fréquence, la rétention et l'incontinence passagères, l'inoculation de l'urètre postérieur. (Hallé et Motz.)

Diagnostic. De telles *lésions épididymo-testiculaires*, n'existent que dans deux affections : *la tuberculose et la blennorrhagie chronique.*

Cette dernière, en effet, présente des nodosités dans l'épididyme, elle essaime de petits grains indurés dans le testicule et la prostate. Elle peut englober dans un noyau volumineux la queue de l'épididyme et le pôle inférieur du testicule. Tous caractères existant dans la tuberculose ; c'est dire, que leur différenciation importante au double point de vue du pronostic et du traitement, est souvent difficile.

On a bien remarqué, que la tuberculose siégeait plus souvent dans la tête, la gonococcie dans la queue de l'épididyme ; que le noyau de cette dernière est plus arrondi, plus élastique, isolé par un mince sillon du testicule. Mais, il est un signe différentiel de plus grande valeur.

quand il existe, c'est l'*induration* « *en baguette de verre* » *du canal déférent tuberculeux.*

Dans les cas douteux, et ils sont nombreux, on s'appuiera sur les antécédents.

Le malade a-t-il eu une ou plusieurs blennorrhagies, surtout suivie de goutte? Les lèvres du méat sont-elles encore légèrement agglutinées au réveil ?

S'il n'y a pas d'antécédents vénériens avoués, y a-t-il vraiment lieu de suspecter la tuberculose : faciès pâle, amaigrissement, cicatrices d'adénite cervicale, spina ventosa, sommet douteux. Père, mère, frère ou sœur, morts de tuberculose pulmonaire ou méningée.

Si l'on tient à pousser à fond ce diagnostic, on peut recueillir après massage, un peu de liquide prostatique et y rechercher des gonocoques.

Mais c'est surtout l'*évolution* qui tranchera le diagnostic ; là plus qu'ailleurs, il faut donc *savoir attendre.*

Sans se compromettre sur la nature de l'affection, à plus forte raison sans parler d'épididymectomie, on prescrira le traitement médical, en demandant à revoir le malade,

Deuxième période : Epididymite suppurée et fistulisée.

Les noyaux précédents ramollis sont devenus fluctuants, en un point localisé. La peau adhérente et rosée, puis amincie, va évacuer le pus, signature de la tuberculose.

Car, *l'épididymite blennorrhagique chronique suppure très rarement.*

A plus forte raison, le cas est-il facile, si le malade présente déjà une fistule scrotale. Celles-ci s'ouvrent constamment à la partie postéro-inférieure du scrotum, par un petit orifice en cul de poule, d'où suinte pendant des mois un peu de pus tuberculeux, à grumeaux blanchâtres. Leur trajet induré fait trait d'union, comme le ligament scrotal, entre le testicule et la peau.

Les lésions étant aussi avancées, on cherchera les symptômes *de cystite tuberculeuse secondaire* (fréquence, urines troubles).

La syphilis envahit le testicule plus que l'épididyme, qui présente, tout au plus, une nodosité dans sa tête; elle crée une fistule scrotale, qu'on dit plus franchement antérieure et d'où suinte une sérosité transparente. Lorsqu'elle est largement ouverte, les bords de cette

gomme, taillés à pic, son fond rosé, reposant
sur un gros testicule et l'intégrité de la prostate
décèlent, avec ou sans aveu de chancre induré,
la syphilis, hâtivement guérie par le traitement
iodo-mercuriel. La syphilis épididymaire est
cliniquement rare.

Nous avons observé quelques rares cas où
des lésions épididymo-testiculaires, englobant
testicule et épididyme, atteignaient sans sup-
purer, jusqu'au volume du poing. L'hésitation
entre la tuberculose et le cancer du testicule
était permise. Disons qu'outre les signes posi-
tifs du cancer, les indurations deférentielles et
prostatiques, la bilatéralité des lésions appartiennent à la tuberculose. Qu'encore l'âge du
malade et celui de la maladie fournissent des
éléments de distinction.

Orchite tuberculeuse aiguë : La tuberculose
peut encore débuter avec tous les signes d'une
orchite aiguë.

Un jeune homme de 16 à 18 ans consulte
parce que brusquement, depuis 24 ou 48 heures,
il souffre d'un testicule. Le scrotum est rosé,
légèrement œdématié ; la vaginale déplissée
par un peu de liquide. Le testicule est gros,

tendu, très douloureux à la moindre pression et l'on pense à une orchite blennorrhagique aiguë.

Cependant, le malade nie le plus minime écoulement, il n'a eu que des rapports sexuels éloignés, parfois n'en a jamais eu et une pression énergique exercée sur toute la longueur de l'urètre, ne ramène rien au méat.

C'est une orchite aiguë tuberculeuse. L'inoculation massive de bacilles de Koch, apportée par les vaisseaux a envahit brusquement le testicule, comme dans une orchite médicale (oreillons).

Dans l'orchite blennorrhagique la douleur et la tuméfaction du début tombent moins vite. Elle n'éclate qu'en pleine blennorrhagie et si elle diminue l'écoulement, elle ne le tari pas totalement ; c'est donc l'expression de l'urètre qui est la clef du diagnostic.

Après quelques jours, la palpation, redevenue possible, décèle des noyaux épididymaires vite confluents, qui ne tardent pas à se fistuliser.

Traitement de la tuberculose génitale.

A la première période : devant un noyau douteux de tuberculose on prescrira : la suralimentation, le repos et le séjour à la campagne. Potion d'arséniate de soude.

Port d'un suspensoir.

Trois grands bains salés par semaine (8 kilogrammes par baignoire) sont un moyen puissant ; ils fondent rapidement les noyaux d'épididymite chronique, pour lesquels, ils constituent un traitement d'épreuve.

A la deuxième période, l'épididymectomie reste une excellente opération, quand la forme est lente et les lésions non suppurées.

Lorsque les lésions sont ouvertes à l'extérieur, le pronostic opératoire est plus sévère (il en est de même de toutes les tuberculoses chirurgicales) l'impossibilité de désinfection complète du foyer oblige au drainage et laisse souvent une fistule. Il faudra se résigner à la *castration*.

La thérapeutique de l'orchite tuberculeuse est celle de l'orchite blennorrhagique.

Ces malades, même après être opérés, seront étroitement surveillés ; on se souviendra que 50 p. 100 d'entre eux sont menacés de récidive du côté opposé et de complications urinaires (cystite tuberculeuse).

B. TUBERCULOSE VÉSICALE

Interrogatoire : Un jeune homme de 18 à 25 ans consulte parce que, sans souffrir, il urine fréquemment dans la journée. Une ou deux fois, un peu de sang colorait en rose ou en rouge ses urines ; il est apparu à l'occasion d'une congestion prostato-vésicale passagère (fatigue, ivresse, coït) plus souvent, sans cause apparente ; cette *hématurie presque spontanée doit faire suspecter la tuberculose.*

Son origine vésicale est évidente ; car la fin seule de la miction est colorée. L'interrogatoire insistera, à plusieurs reprises, sur ce détail ; le malade reviendra, au besoin, consulter à ce moment.

A l'examen, les urines ne présentent jamais une hématurie franche, elles contiennent du sang et du pus (Motz) ; avec un dépôt moins abondant qu'en cas de tuberculose rénale, il se compte ici par millimètre, là par centimètre d'épaisseur.

Examen du malade : Première période, (Tuberculose vésicale). — Les signes fonctionnels sont assez atténués pour que le dia-gnostic soit probable, mais non certain. Sans explorer la vessie déjà, très réceptive, confir-mation sera cherchée par un examen complet de l'appareil génito-urinaire.

Constatons d'abord, pour n'y plus revenir, que la pression de l'urètre ne ramène pas de goutte au méat ; c'est éliminer la cystite blen-norrhagique.

La tuberculose vésicale étant souvent secon-daire, cherchons, hors de son territoire, le foyer isolé et primitif de la tuberculose.

N'y a-t-il pas, à droite ou à gauche, une pe-tite nodosité dans la tête de l'épididyme ? Le canal déférent n'est-il pas induré ?

Touchons surtout, après miction, *la prostate* Un de ses lobes est-il hypertrophié ou irrégu-lier, présentant un noyau suspecte à l'union de sa base et d'une des vésicules?

C'est alors la prostate tuberculeuse qui a inoculé la vessie.

Nous palperons enfin *les reins* ; l'un d'eux gros et abaissé, peut être le foyer primitif d'es-saimage.

Si cette exploration génitale et rénale n'apporte pas au diagnostic son appoint, on le cherchera dans l'état général (sommet du poumon, cicatrice d'abcès froid, lupus, etc...).

Ces signes de cystite torpide commandent enfin l'examen histo-bactériologique complet et renouvelé des urines (recherche des leucocytes et surtout des bacilles de Koch).

Deuxième période. — Pyurie confirmée, cystiste tuberculeuse.

La lésion a-t-elle au contraire progressé au point de provoquer, une fréquence extrême des mictions, accompagnée de douleurs et d'hématuries terminales plus rares qu'à la période congestive ? Existe-t-il surtout une pyurie abondante, donnant au dernier jet un aspect blanchâtre et latescent ? L'urètre et la vessie, seront explorés afin de se renseigner directement sur le degré des lésions.

La boule olivaire réveillera souvent, au passage de l'urètre prostatique, une sensibilité assez vive, provoquée, dit-on, par quelques granulations bacillaires, et plutôt dues au spasme réflexe du sphincter. Ces malades, porteurs d'ulcérations tuberculeuses ne vident

14

pas leur vessie, malgré leur jeunesse, par spasme urétral ou destruction de leur musculeuse vésicale.

Prenons ensuite la *capacité vésicale* ; alors que revient l'eau injectée à la seringue, examinons attentivement la fin de son émission. Est-elle rosée ? laissons quelques instants la sonde dans la vessie ; puis, retirons-la, en fermant du doigt son pavillon, les dernières gouttes contiendront du sang et du pus : vérification de leur caractère terminal.

La cystoscopie en montrant la forme, l'aspect et le siège des ulcérations vésicales, confirme le diagnostic.

A cette période avancée, on trouvera plus difficilement dans les grumeaux le bacille de Koch. Il est alors associé à d'autres microbes (staphylocoques, streptocoques).

La tuberculose vésicale s'est transformée en tuberculose avec cystiste ; le plus souvent due à des cathétérismes. *L'évolution*, entrecoupée de périodes d'amélioration et d'aggravation, est *très lente* ; elle se complique souvent d'infection urétéro-rénale.

TRAITEMENT. — *A la première période* : se

contenter d'un *traitement général* énergique.

Repos, suralimentation, séjour à la campagne, vie régulière et sans excès.

Huile de foie de morue, cacodylate.

Sans instituer de sondages vésicaux qui, renouvelés, risquent d'apporter avec eux l'infection.

A la deuxième période : Le *traitement vésical* direct devient, au contraire, le principal.

On se gardera surtout d'employer le nitrate, on en use, dans les services d'urinaires, à tout instant (lavages au 1/1.000, instillations au 1/100), dans des vessies infectées de prostatiques ou de blennorrhagiques. Caustique au 1/1.000 dans les vessies tuberculeuses, il peut y provoquer de fortes hémorrhagies et des douleurs vives. Tout au plus, à faible dose, aurait-il l'excuse d'un traitement d'épreuve.

Les instillations *d'huile gomenolée* au 1/20 ou au 1/10 sont le traitement de choix, on peut aussi utiliser l'huile créosotée ou gaiacolée à 5 p. 100. Les douleurs s'amendent et la capacité s'accroît

On pourra alors instituer *les instillations de sublimé* de 1/10.000 à 1/5.000 (en solution non acide.) Si les urines devenaient rosées, à plus forte raison, si elles étaient hémorrhagiques, les instillations seraient suspendues ; puis leur titre diminué.

M. Bazy prescrit un pansement permanent de la vessie à l'huile iodoformée au 1/20. Instiller 10 à 30 grammes ; l'huile surnage l'urine et à la fin de chaque miction le malade s'arrête quand il la voit paraître.

Les conclusions de cet exposé (raisons d'être des interventions) de la tuberculose urinaire, sont :

1° Qu'elle reste assez longtemps localisée à l'organe primitivement envahi (rein, prostate, testicule.

2° Qu'elle se propage à un autre segment de l'appareil urinaire avant de se généraliser.

C. TUBERCULOSE RÉNALE

Interrogatoire : Un malade consulte pour quelques douleurs hypogastriques, irradiant vers les lombes ou les organes génitaux, vives et éphémères, elles s'accompagnent de mictions impérieuses et fréquentes. Un tiers d'entre eux

se présente encore, avec le syndrôme néphrétique.

Un autre est pris brusquement, en pleine
santé, d'une hématurie, qui l'effraie et surprend
son médecin ; isolée, indolore, parfois copieuse, elle apparaît et disparaît sans rapport
avec la fatigue.

Un examen vésical minutieux ne rattache
à aucune cause cette cystalgie ou cette hématurie : la contractilité et la capacité sont
bonnes, les urines parfois louches. Si le malade
sait dire, que son hématurie était totale, il est
plus facile de suspecter le rein.

Les névralgies hypogastriques relèvent aussi
d'un réflexe réno-vésical : elles doivent con-
duire immédiatement à l'examen du rein, comme
la gonalgie, à celui de la hanche. D'ailleurs,
les douleurs suivant qu'elles sont d'origine
vésicale ou rénale, reviennent à intervalles réguliers, ou irréguliers.

Les mictions fréquentes la nuit, au point
d'égaler celles du jour, sont un signe de valeur.

Si la clientèle de ville se plaint de ces
petits signes initiaux d'une interprétation délicate, les malades d'hôpital, forcés, de travailler,

pour vivre, ne réclament de soins qu'en pissant des urines sanglantes et troubles.

Examen des urines : En les faisant uriner devant soi, on constate que ce sang et ce pus, sans être plus abondants au début ou à la fin de la miction, persistent pendant toute sa durée ; bien mêlés à l'urine, ils ne s'en séparent pas.

Hématurie et pyurie totales viennent du rein.

Il suffit d'éliminer la pyélite calculeuse, en apprenant que le malade n'a jamais rendu ni sable, ni gravier, n'a jamais eu même de coliques néphrétiques, pour affirmer la tuberculose rénale, diagnostic appuyé par les antécédents héréditaires ou personnels, la paleur de la face, la perte des forces et l'amaigrissement.

Ces urines sont pâles, blanchâtres, aqueuses, parce qu'elles sont polyuriques et surtout très pauvres en chromogène et en matières extractives ; louches au début, elles deviennent vite, uniformément troubles, formant par le repos et le refroidissement, un *dépôt épais de « deux travers de doigts »*. Ce sont les « urines rénales », « la polyurie trouble » de M. Guyon. Cette pyurie franche est d'ailleurs tardive.

Ces urines seront soumises à *l'examen*

histo-bactériologique (voir ce chapitre) : Leucocytes nombreux ou dégénérés, pyurie aseptique, à rares bacilles de Koch.

Examen du malade : *L'augmentation de volume du rein* est un signe avancé, dont il faut savoir se passer pour établir le diagnostic et le traitement. Malgré une pyurie franche, il peut être absent, comme il peut exister avec des urines seulement louches. *Le palper de la fosse lombaire ne sera jamais négligé.* Il pourra découvrir un rein non seulement gros, mais prolabé jusque dans la fosse iliaque, tant il est volumineux. La série symptomatique est alors au complet. *Le rein opposé* sera également exploré, mais *longtemps avant de s'y généraliser, la tuberculose inocule la vessie.*

On n'omettra pas de rechercher les points douloureux qui peuvent être réveillés par la pression profonde de l'urètere du côté malade.

Point urétèral supérieur (à deux travers de doigt en dehors de l'ombilic).

Point urétéral inférieur constant, surtout chez la femme par le *toucher vaginal dans l'attitude verticale* ; sa pression provoque le besoin d'uriner (reflexe urétéro-vésical) ; l'urètere malade peut aussi apparaître augmenté de volume.

L'histoire de la tuberculose, comme celle d'autres maladies du rein, peut être marquée d'épiso-
des importants :le malade est pris brusquement
après une marche fatigante où sans cause,. de
douleurs vives dans les lombes et le flanc, qui
le forcent à s'aliter. La température, jusque-là
normale, monte à 38°5, 39°. En même temps, la
quantité journalière de pus a diminué et si l'on
examine le rein en le comparant, de souvenir,
aux jours précédents, on le trouve notablement
augmenté. *Douleur, fièvre et augmentation
de volume du rein* caractérisent la rétention
de pus dans le bassinet : la *rétention rénale*.

Même avec des lésions avancées (à moins
d'être granuliques ou généralisée à l'organisme)
la tuberculose du rein ne s'accompagne de fièvre qu'en temps de rétention.

Celle-ci, provoquée par un grumeau de pus ou
par une coudure de l'uretère du rein gros et
prolabé, se termine spontanément, après 24 ou
48 heures de repos : les douleurs cessent, la
fièvre tombe et le malade fait une véritable
décharge de pus.

La cystite tuberculeuse secondaire est la
complication la plus fréquente de la tuberculose du rein. Il est même remarquable de voir

que la vessie qui supporte sans réaction, le passage des masses de pus d'une pyélite calculeuse ou d'un pyosalpinx ouvert (pus, il est vrai, à microbes d'ordre banal), peut s'inoculer si vite au contact du pus tuberculeux.

S'il y a de la fréquence ;

Si le toucher rectal combiné au palper réveille de la douleur, à la pression des orifices urétéraux ;

Si la capacité est diminuée ;

La cystite sera suspectée :

Traitement de la tuberculose du rein.

Il est dominé par deux considérations ; la tuberculose du rein :

1° Evolue fatalement, malgré les rémissions, vers la caséification et les cavernes. Les granulations fibreuses de guérison n'y ont jamais été observées.

2° Elle reste, des années, unilatérale.

Le repos absolu au lit, joint à un traitement général énergique, a la plus favorable influence sur le volume du rein, qui se décongestionne jusqu'à redevenir presque normal.

Mais nous le répétons, l'augmentation de

volume du rein est un signe tardif dont il faut savoir se passer.

La néphrectomie est l'opération de choix. Elle est indiquée toutes les fois qu'il existe des hématuries répétées ; des crises néphrétiques subintrantes ; un gros rein avec pyurie et rétention.

Une cystite tuberculeuse secondaire et légère n'est pas une contre-indication, la vessie guérissant lorsqu'elle n'est plus inoculée par le pus bacillifère. En cas de cystite intense, la vessie sera d'abord soignée.

Des lésions pulmonaires si avancées qu'elles semblent primitives, sont au contraire une contre-indication formelle.

Mais la néphectonnie ne doit être proposée qu'à une seule condition : *connaître la valeur fonctionnelle du rein opposé.*

Nous possédons pour cela deux moyens :

1° Le cathétérisme de l'un des uretères, qui demande une main expérimentée, mais donne la certitude.

2° La division endo-vésicale des urines, qui suffit le plus souvent. Il est plus facile de la bien faire.

On apprendra, dans les cas favorables, que

le rein malade devenu dangereux pour l'organisme, ne conserve plus qu'une puissance
éliminatrice négligeable et que le rein sain
parfera largement à l'excès de travail réclamé.

S'il existait de ce côté des cylindres, on dia-
gnostiquerait une néphrite toxique, affirmant
une autre localisation extra-urinaire (poumon etc...).

C'est grâce à cette étude comparative des
deux reins que sur les cinquante-cinq cas d'Albarran, deux seulement sont morts ; c'étaient les
seuls sur lesquels elle n'avait pû être pratiquée.

Si les lésions sont très avancées, la pyurie
abondante, le rein énorme et que le facies pâle,
l'amaigrissement, les sueurs profuses témoignent d'une cachexie profonde, dont le rein
reste l'unique cause, l'intervention est, ce qui
peut surprendre, non seulement indiquée, mais
urgente. Elle doit être tentée, bien qu'elle semble trop tardive ; mais, réduite au drainage du
bassinet à travers le rein, c'est-à-dire à la néphrostomie. Cette large évacuation du foyer
a donné des succès inespérés.

L'état général du malade s'étant remonté,
elle sera complétée par une néphrectomie secondaire.

CHAPITRE XX

CANCÉREUX

Le cancer peut atteindre tous les segments de l'appareil génito-urinaire. Si l'épithelioma primitif de l'urètre est d'une telle rareté que ses cas se comptent dans la science, si celui du gland est encore peu fréquent, il n'en n'est pas de même des néoplasmes de la prostate, de la vessie ou du rein.

NÉOPLASME DE LA PROSTATE

Un malade d'âge mûr consulte pour de la fréquence nocturne des mictions, pour une rétention d'urine et son âge le fait qualifier de prostatique. Chez un autre, c'est une hématurie des premières gouttes, discrète, mais répétée, qui entre en scène. Une névralgie sciatique ou crurale, un petit ganglion inguinal, découvert au hasard d'une exploration minutieuse, tels sont les signes prémonitoires. Toujours atténués, ils distraient, parfois, l'attention de l'appareil urinaire et conduisent rarement le malade au spécialiste.

Alors que le cancer utérin débute par une période latente, ici, l'envahissement immédiat du tissu cellulaire et par conséquent des nerfs, explique la constance et la précocité des *douleurs*.

Douleurs au périnée, douleurs aux jambes, douleurs à la racine de la cuisse ; elles conservent, où qu'elles siègent, une remarquable *fixité*.

En présence d'une sciatique tenace, à 20 ans, dites-vous, c'est une sacro-coxalgie ; à 50, c'est *une carcinose prostatique*.

Plus rarement, la névralgie porte sur le nerf crural, voir même sur la branche fémoro-cutanée.

Les troubles de la miction sont moins bruyants que dans l'hypertrophie, exception faite pour l'hématurie : celle-ci apparaît initiale, discrète et surtout spontanée. On ne la rencontre, chez le prostatique, qu'au lendemain du cathétérisme, amorce de fausse route. Rarement totale, elle peut être d'une désespérante-ténacité.

Plus accentués sont les troubles de défécation. Aussi a-t-on distingué des formes urinaires et rectales. Hémorrhoïdes, obstruction intestinale ; puis, épreintes et crises de rectite sont observés.

Chez tous s'observe l'amaigrissement précoce

Les deux moyens d'exploration sont : le cathétérisme et surtout le toucher.

Le cathétérisme est de peu d'utilité, il faut même, devant la certitude d'un cancer s'en abstenir, les fausses routes étant faciles et graves.

Le toucher rectal suffit souvent, à lui seul, au diagnostic ; pratiqué par principe, il permet de découvrir des *carcinomes devenus silencieusement volumineux.*

La prostate apparaît grosse, irrégulière, de consistance inégale et surtout indurée. *Prostate lobulée et d'une dureté ligneuse* : signe pathognomonique.

Les cellules cancéreuses n'existent dans

l'urine que tardivement, lorsque la tumeur a ulcéré l'urètre.

Le carcinome sera différencié, des poussées de prostatite développées sur une hypertrophie antécédente, qui forment des grains durs assez faciles à reconnaître.

Il existe des périprostatites anciennes que l'on ne confondra pas avec un carcinome propagé. Car, la forme de ces brides rétractiles, en arceau, de consistance osseuse, « en porte de salamandre » dit M. Guyon, ne trompe pas ceux qui l'ont une fois éprouvée.

Le traitement reste, avant tout, symptomatique. Rétention complète ou incomplète : sondages transitoires ou prolongés. Si le cathétérisme offre quelques difficultés : cystostomie (comparable à l'anus artificiel définitif, en cas de cancer rectal).

Les douleurs seront amendées par des suppositoires à l'antipyrine et à la morphine. Si les hémorrhagies ne cèdent pas à l'administration de quelques gouttes de solution d'adrénaline au millième ou de chlorure de calcium (4 gr.), ou d'ergotine, *la sonde à demeure* reste le procédé de choix et souvent héroïque.

Elle fait bouchon sur les lésions prostatiques
et met au repos la vessie.

B. — NÉOPLASMES DE LA VESSIE

Interrogatoire : Un homme de 45 à 50 ans
consulte parce qu'il a pissé du sang ; cette hématurie peutêtre le seul symptôme d'une tumeur
de la vessie ; ses caractères la feront facilement
dépister.

Cette hématurie est spontanée et capricieuse,
éclatant après le repos de la nuit et absente
après une marche fatigante ; la légère distension d'une prise de capacité vésicale peut la
provoquer en quantité redoutable.

Elle est *abondante*, anémiant rapidement le
malade à moins de s'espacer à de rares intervalles. Aussi s'accompagne-t-elle de caillots
(signe d'hémorrhagie copieuse) gros et courts,
ressemblant à de petites sangsues, forme qui
indique leur origine vésicale. Ils obstruent
souvent l'orifice urétral et provoquent des
rétentions complètes. L'abondance de l'hématurie est indépendante du volume et de la nature
de la tumeur.

Elle est *terminale*, le sang colorant d'autant

plus les urines, qu'il y en a moins dans la vessie ; les dernières gouttes obtenues au retrait de la sonde sont du sang pur. C'est l'affirmation de son origine vésicale.

Donc, hématurie spontanée, copieuse et terminale avec absence de tout autre trouble urinaire. Tel est à son début, le bilan du cancer de la vessie.

L'absence de douleurs et d'hématuries après la fatigue, d'arrêt brusque du jet, écartent aisément l'idée de calcul de la vessie.

Une prostate hypertrophiée et congestive saigne beaucoup, mais à l'occasion du cathétérisme ; l'hématurie est de plus initiale.

Exploration : Elle est défendue ou permise, suivant que le malade consulte pendant ou dans l'intervalle des hématuries.

Pendant la période hématurique, on se contentera d'explorer l'urètre à la boule olivaire pour constater sa perméabilité et connaître son calibre, si un cathétérisme évacuateur devenait urgent. On s'en tiendra à ce minimum d'exploration, de crainte d'aggraver d'une façon inquiétante, une hémorrhagie déjà copieuse.

Dans les périodes inter-hématuriques, on peut passer derrière la boule exploratrice, une

sonde destinée à constater l'absence ou la présence de résidu, Parfois la sonde glissant sur
la surface villeuse de la tumeur donnera
un frottement velouté spécial que M. Guyon
compare à celui de la barbe. Ce signe a sa
valeur, on le constatera sans y insister ; mais
pour le chercher on ne fera pas chevaucher
la sonde dans tous les coins de la vessie.

Si la sonde avait la bonne fortune d'évacuer
avec l'urine ou de ramener dans son orifice le
moindre *débris muqueux*, on le soumettrait
précieusement à l'*examen histologique*, qui
indiquerait sa nature.

La vessie vidée, le toucher rectal sera pratiqué avec prudence. Peut-être décèlera-t-il un
épaississement et une induration néoplasique du
bas-fond vésical. Signe tardif et inconstant,
car, si la tumeur siège sur la face antérieure ou
le sommet de la vessie, si elle est pédiculée,
elle passera inaperçue. Le doigt appréciera au
passage le volume et la consistance de la prostate, bien des tumeurs de la vessie lui étant
secondaires, d'où leur fréquence chez l'homme.

Le toucher vaginal chez la femme permet

une exploration beaucoup plus étendue de la paroi postérieure.

Mais l'exploration de choix à ne jamais négliger, *c'est la cystoscopie*, elle révèle la présence de la tumeur, indique son siège, son volume, et jusqu'à un certain point sa variété, règle du pronostic.

Il existe en effet deux variétés de tumeur de la vessie : les unes *pédiculées* et se développant vers la cavité vésicale, *vrais polypes vésicaux*, ils s'observent chez les jeunes et largement extirpés, ne récidivent qu'à longue échéance ; ils peuvent être considérés comme bénins. Les autres, infiltrées dans l'épaisseur de la paroi vésicale la couvrent de végétations fongueuses, l'ulcèrent et la perforent. Observés à l'âge mûr, ils sont d'une extirpation difficile, récidivent hâtivement et sont des tumeurs malignes.

Au microscope : les papillomes sont constitués par un *epithélium disposé régulièrement autour d'axes conjonctivo-vasculaires: epitheliomas typiques.*

Les néoplasmes infiltrés, sont constitués par des *cellules fusiformes à disposition irrégulière: Epitheliomas atypiques* ; mais ceci n'est visible que sur les coupes.

Certains malades, d'âge mûr, consultent parfois pour des douleurs et des urines troubles, qui semblent dues à une cystite ancienne ; car ils n'ont aucun signe de tumeur. La capacité étant petite, la cystoscopie est impossible. Mais pratique-t-on l'examen des urines, après instillations de nitrate, on y décèle de nombreuses cellules kératinisées : c'est une *leucoplasie vésicale évoluant vers le cancroïde. Noli tangere.*

Point n'est besoin d'insister sur les symptômes et le diagnostic des tumeurs de la vessie à une période avancée.

Les douleurs, absentes jusque-là, sont apparues très vives, avec l'envahissement des plexus péri-vésicaux, elles causent une pénible insomnie. Les hématuries, plus encore que la cachexie cancéreuse, entraînent une anémie profonde, avec paleur de la face, amaigrissement et perte de forces considérable. Les rétentions dues aux caillots, ont nécessité des sondages, d'où cystite ; la distension surajoutée s'est étendue à l'uretère et au bassinet. Les urines polyuriques et pâles contiennent un dépôt de pus et de sang. La tumeur enfin apparaît au toucher rectal ou vaginal comme une masse ligneuse, infiltrant toute la paroi postérieure de la vessie, parfois perforée.

On ne confondra pas, à cette période, une tumeur de la vessie avec un cancer du rectum chez l'homme ; de l'utérus propagé au vagin, chez la femme. Bien qu'ils puissent se compliquer à leur tour de fistules vésico-rectales ou vaginales, l'histoire de la maladie suffira à les différencier.

Le traitement doit être : curatif à la première période, palliatif à la deuxième.

1° *Le traitement curatif* appartient au spécialiste auquel le malade suspect de tumeur de la vessie, doit être rapidement adressé pour être cystoscopé et opéré par la *taille hypogastrique*. L'intervention hâtive a seule, avec des risques minimes, de grandes chances de succès. Un polype dont le pédicule a été largement extirpé, ne récidive souvent que trois, cinq, dix ans après, et plus encore ; la cautérisation large et profonde des tumeurs, au thermocautère-arrête les hématuries, et retarde considérable, ment l'évolution.

L'*infiltration pariétale* du néoplasme est la principale contre-indication opératoire ; mais elle est relativement indépendante du volume de la tumeur et très tardive.

2° *Le traitement palliatif* appartient à tout praticien, il s'adresse aux symptômes dominants et en particulier aux hématuries.

Le repos absolu au lit, l'aspiration des caillots et la sonde à demeure, sont les indications capitales.

C'est dans la position couchée que le malade devra uriner, afin qu'un caillot ne vienne obturer le col et provoquer une rétention complète. En ce cas, on pratique l'aspiration suivie d'un lavage de la vessie. Une grosse sonde n° 22 est introduite dans la vessie ; rien ne s'écoule, on injecte d'un coup sec de piston, une petite quantité d'eau bouillie, qui débouche l'œil de la sonde, et l'on aspire avec force et lenteur les caillots qui s'amassent, par à-coups, dans la seringue. On réinjecte un peu de liquide et chaque fois que l'écoulement s'arrête, on réaspire. Le liquide ressort-il sans caillots, mais très rouge ? on instille dans la vessie, une solution d'antipyrine à 4 p. 100.

Le *sérum physiologique tiède* est le liquide

de choix pour ces lavages, il dissout aisément les caillots ; est hémostatique et toléré indéfiniment par la muqueuse vésicale.

En cas de nombreux et volumineux caillots, on peut employer la grosse sonde évacuatrice en argent d'Horteloup.

Si l'hématurie ne cède pas, on fixe, après une bonne mise au point, une *sonde à demeure*. Celle-ci assure le drainage et la mise au repos de la vessie, en lui épargnant la moindre mise en tension. On veillera à ce qu'elle ne soit pas bouchée par un caillot.

La cystite secondaire est combattue par des lavages prudents et par la sonde à demeure.

On usera, le moins possible, de la morphine.

Une *cystostomie* reste enfin une précieuse ressource, en cas de douleurs vives et d'hématuries tenaces, pour laver et mettre au repos complet la vessie.

C. — NÉOPLASME DU REIN

Interrogatoire : Un homme de 50 ans environ consulte parce qu'il a été pris brusquement d'un pissement de sang abondant et *spontané*, car il est de cause cancéreuse ; total, car il vient du rein, à moins d'être si copieux qu'il semble terminal, le sang colorant d'autant plus les urines qu'il en reste moins dans la vessie.

Celte hématurie disparaît comme elle a commencé, se reproduit de même, au point d'anémier le patient qui se présente avec un facies pâle et décoloré.

Le malade se plaint simultanément de douleurs lombaires brusques et intenses, s'irradiant sur le trajet de l'uretère : ébauches de coliques néphrétiques, provoquées par la traversée urétèrale des caillots.

Leur formation témoigne toujours d'une hémorrhagie abondante ; souvent accompagnée de rétention aiguë. Ils sont rarement longs de 20 centimètres, en vrais moules urétéraux.

Eliminons rapidement des deux autres causes d'hématuries rénales :

Ce malade peut avoir maigri, par anémie, mais la tuberculose est rare à son âge ; puis, dans l'intervalle des hématuries, ses urines sont claires.

Il n'a jamais rendu de graviers, ni de calculs, jamais eu de coliques néphrétiques avant ses hématuries actuelles.

Examen des urines. — Dans l'intervalle des hématuries : les urines sont claires ;

Pendant les hématuries : vérifier par l'expérience des trois verres qu'elles sont bien totales.

La découverte : de cylindres hématiques, affirme l'abondance de l'hématurie rénale ; de cellules cancéreuses, est une signature.

Examen du malade : 1° *Rein gros.* On commence par palper les deux hypocondres. On aura souvent la surprise d'y découvrir *une volumineuse tumeur, dont le seul symptôme, très tardif, a été l'hématurie.*

Cette tumeur présente tous les caractères d'une tumeur rénale ; ballottement, sonorité en avant, rénitence ; siégeant dans l'hypocondre, subluxée dans la fosse iliaque lorsqu'elle est plus grosse.

2° *Pas de rein gros.* La modalité de l'hématurie faisant fortement soupçonner sa nature, on palpe très soigneusement la profondeur des deux hypocondres, après une détente complète des muscles abdominaux, au besoin sous chloroforme.

N'existe-t-il pas un *varicocèle symptoma-tique*? il est parfois précoce, provoqué soit par des ganglions, soit par la tumeur comprimant la terminaison des veines spermatiques.

On pratique l'exploration négative des au-tres segments de l'appareil urinaire susceptibles d'être atteints de cancer (prostate, vessie).

La cystoscopie du méat uretéral, pendant l'hématurie, aidée au besoin d'une irrigation continue, permet *une localisation précise*. Sinon force sera d'attendre l'évolution.

Le cathétérime de l'uretère supposé sain, ou la séparation des urines aident à la localisation et indiquent surtout la valeur du rein opposé. La présence de cellules rénales de ce côté est une contre-indication opératoire, car elle indique une néphrite toxique, expliquant les morts rapi-des après l'opération (Albarran). Il en est de même, si en l'absence de polyurie, les chlorures sont tombés à 3 ou 4 grammes par litre.

Traitement. 1° Palliatif : évacuer les caillots de la vessie par l'aspiration et lavages au sérum tiède.

2° Curatif : *Néphrectomie*, dès que le diag-nostic du néoplasme et de son siège unilatéral sont certains.

TABLE DES MATIÈRES

Buzançais (Indre), Imprimerie F. Deverdun.